Inhaltsverzeichnis

Gesundheit und Wohlbefinden

Körperwahrnehmung und Erscheinungsbild

Energiebilanz

Inhaltsverzeichnis

Keine Frage: Das Thema „Ernährung – Bewegung – Gesundheit" ist derzeit sehr aktuell. Es ist im wahrsten Sinne des Wortes „in aller Munde". Nie war die Informationsflut zu diesem Thema so groß. Vor dem Hintergrund einer „veränderten Kindheit & Jugend" werden immer *neue Studien* veröffentlicht, die uns eindringlich warnen: Unsere Kinder sind „zu dick und bewegen sich kaum". Ärzteverbände und Krankenkassen sprechen vom **Zivilisationsproblem „Übergewicht"** und warnen ausdrücklich auch vor den wirtschaftlichen Folgen. Schnell wird das Thema zum erklärten Politikum erhoben, an dem sich Bundesministerium, Sportverbände und auch die Ernährungswirtschaft beteiligen. So wurden und werden zahlreiche Kampagnen zum Thema initiiert, die durch die neue *Plattform „Ernährung und Bewegung" des Verbraucherministeriums* gebündelt werden sollen.

Die *drohende „Verfettung"* geht auf der anderen Seite einher mit häufiger antretenden Essstörungen, die zeigen, dass das natürliche Verhältnis zum Körper vielfach abhanden gekommen ist. Demgegenüber steht ein *boomender Fitness-Trend*. Sich gesund zu ernähren und sportlich zu sein ist „in". Man achtet auf sich, möchte sich gut fühlen und das auch ausstrahlen. Im Zuge dieser Wellness-Bewegung ist auch „Diät machen" angesagt. Zahlreiche Diätformen spiegeln ein beachtenswertes Nebeneinander der unterschiedlichsten Ernährungstheorien wider. Die Ernährungsfrage wird zur Glaubensfrage. Die Verwirrung ist groß. Wie ernähre ich mich denn nun richtig?

Bei aller Verunsicherung ist sicher: Die **Energiebilanz** muss stimmen. Wenn mehr aufgenommen wird als verbrannt werden kann, nimmt man zu. Nimmt man weniger auf oder verbrennt mehr, nimmt man ab. Deswegen bleibt das Zusammenspiel von Bewegung und Ernährung essenziell. Sicher ist auch: Ständiges Kalorienzählen und ein erhobener Zeigefinger führen zu einer stetigen Entfernung vom eigentlichen Ziel: dem *bewussten* Umgang mit dem eigenen Körper und Verhalten in diesem Bereich.

In diesem Kontext steht das vorliegende Buch. Es ist als **Präventionsbuch** gedacht, das schwerpunktmäßig den Blick auf das richtige *„Energie-Management"* und die dazugehörige Lebenspraxis richtet. Dabei sollen die Jugendlichen von ihrem eigenen Verhalten und ihren bisherigen Gewohnheiten ausgehen und sich darauf aufbauend ihren individuellen *Gesundheitsfahrplan* erstellen. Denn das größte Fachwissen nützt nichts, wenn es nicht in den eigenen Alltag integriert werden kann. Schon lange ist bekannt, dass das *Wissen* über gesunde Ernährung und Bewegung zwar vielfach vorhanden ist, die *Umsetzung* aber oft scheitert. Deshalb ist es wichtig, auch den Aspekt der *Motivation* und der *Freude* an einer gesunden Lebensweise nicht auszuklammern. Wir haben daher versucht, eine möglichst ausgewogene Balance zwischen individuellen Selbstanalysen, Fachwissen und Gesichtspunkten der Motivation und der reinen Freude herzustellen.

In diesem Sinne hoffen wir zu einem bewussten Umgang der Jugendlichen mit dem eigenen Körper und der für das Leben notwendigen Energie beitragen zu können.

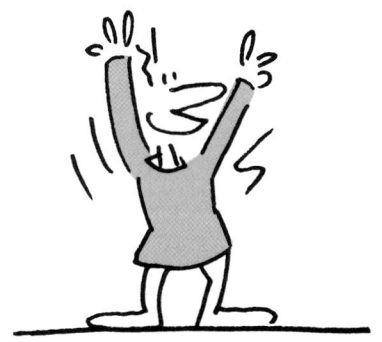

Liebe Kollegen*,

dieses Buch richtet sich an Sie als Lehrende & Erziehende in den verschiedensten pädagogischen Feldern von Jugendgruppen bis zur Schulklasse. Um Ihnen den Einsatz unserer Materialien bei Ihrer pädagogischen Arbeit zu erleichtern, möchten wir Ihnen kurz das Konzept unseres Buches vorstellen:

➡ Wie ist das Buch aufgebaut?

Vor dem Hintergrund der im Vorwort skizzierten Entwicklung ist es als Hilfestellung gedacht, um Jugendliche Schritt für Schritt an eine gesunde Bewegungs- und Ernährungsweise heranzuführen. Ausgehend von einer individuellen Selbstanalyse der bisherigen Gewohnheiten sollen die Jugendlichen sich zunächst kritisch mit der eigenen Schönheitsvorstellung und Körperwahrnehmung auseinander setzen. Danach sollen sie sich mit dem richtigen Energiemanagement beschäftigen. Ziel ist es, den Jugendlichen das Bewusstsein für die Notwendigkeit einer ausgeglichenen Energiebilanz zu vermitteln. Auch aktuelle Aspekte, wie vegetarische Ernährung, Essstörungen und die Fastfood-Problematik, werden thematisiert. Um den Jugendlichen zu helfen, die bisher erworbenen Erkenntnisse auch in die Praxis und ihren Lebensalltag zu übertragen, schließt sich ein Kapitel zur Motivation an. Der nachfolgende Abschnitt „Essen und Leistung" greift diesen Aspekt der praktischen Umsetzung ebenfalls auf. Zum Abschluss befassen sich die Jugendlichen mit dem richtigen Trinkverhalten und erhalten im Kapitel „Spiel und iss mit" noch einmal Anregungen für die Praxis. Darüber hinaus sind immer wieder Ideen zur sportlichen Betätigung in die übrigen Kapitel integriert.

➡ Auf welchen didaktischen Prinzipien baut das Buch auf?

Das Buch sucht vor allem den lebensweltlichen Bezug zum Umfeld der Jugendlichen: Wie erleben Jugendliche ihre Ernährungs- und Bewegungsgewohnheiten? Ob Bewegungsmuffel oder Ernährungsfachfrau, alle sollen einen Zugang zum Thema finden und dazu veranlasst werden, mögliche bisherige Barrieren im Kopf zu lösen. Ausprobieren, Erleben, Studieren – die Jugendlichen werden mitbestimmen, wie sie sich mit Ernährung, Bewegung und Gesundheit befassen wollen. Diese Prinzipien sollten beim Einsatz stets berücksichtigt und immer wieder aufgegriffen werden.

➡ Wie kann ich das Buch bei meiner pädagogischen Arbeit einsetzen?

Da das Buch auch für die außerschulische Jugendarbeit konzipiert ist, ergibt sich prinzipiell ein breites Spektrum an Einsatzmöglichkeiten. Die Materialien sind hoch aufbereitet, so dass die Jugendlichen selbstständig damit arbeiten können. Gleichzeitig bieten sie aber auch Anlass zum Dialog und zur Zusammenarbeit mit anderen. Es ist daher denkbar, die Materialien sowohl in einer Art „Selbstlernkurs" anzubieten und etwa als Basis zur Beschäftigung in der Freiarbeit zu nutzen, als auch nur einzelne Arbeitsblätter oder Abschnitte in einem stärker von dem Lehrer bestimmten Unterricht einzusetzen. Gewünscht ist aber ausdrücklich ein eher offenes Vorgehen, das auch die einzelnen Fächergrenzen überwindet und zum dialogischen Lernen veranlasst.

* Aus Gründen der besseren Lesbarkeit haben wir in diesem Buch durchgehend die männliche Form verwendet. Natürlich sind damit auch immer Frauen und Mädchen gemeint, also Lehrerinnen, Schülerinnen etc.

Weitere Anregungen für den Einsatz

„Ernährung – Bewegung – Gesundheit" ist ein Arbeitsbuch für alle Jugendlichen der Sekundarstufe I – unabhängig davon, ob sie kaum Sport treiben oder sportlich sehr aktiv sind. Ernährung und Bewegung sind fundamentale Elemente der Gesundheitsförderung, der alle Lehrpläne eine große Bedeutung einräumen. Gesundheitsförderung aber muss umfassend begriffen werden und der Eigenverantwortung einen wichtigen Platz einräumen. Daher bietet es sich v. a. in der Schule an, die Möglichkeit einer fächerübergreifenden Zusammenarbeit zu nutzen (z.B. bei besonderen Schulanlässen, wie Projekten, Gesundheitswochen, aber auch im „normalen" Schulalltag). Auch wenn das Thema klassischerweise in den Fächern Biologie, Sport oder Hauswirtschaftslehre angesiedelt ist, geben sich doch zahlreiche Möglichkeiten für die Beschäftigung in den anderen Fächern. Die folgende Tabelle soll dafür eine Anregung bieten und die vielfältigen Verknüpfungen und Weiterleitungen des Themas aufzeigen:

Deutsch ⇨	Recherche nach Darstellungen des Themas in der Literatur, Verfassen literarischer Texte/Theaterstücke, die sich mit dem Thema beschäftigen
Englisch/Französisch ⇨	Ernährungsgewohnheiten in anderen Ländern untersuchen, Bewegungsspiele in der Fremdsprache durchführen
Erdkunde – Wirtschaftslehre – Gemeinschaftskunde ⇨	Rolle der Ernährungsindustrie und der Werbewirtschaft deutlich machen, Aspekte des Anbaus und der Kreislaufwirtschaft für einige Nahrungsmittel aufzeigen, ökologische Landwirtschaft
Geschichte ⇨	Ernährungsgewohnheiten im Wandel der Zeit untersuchen
Künstlerischer Bereich: Kunst, Musik ⇨	Darstellung des Themas in Kunst und Musik, eigene künstlerische Darstellung suchen
Mathematik ⇨	Verschiedene Berechnungen, z.B. BMI, Kalorien
Naturwissenschaftliches Arbeiten: Biologie, Chemie, Physik ⇨	Inhaltsstoffe von Lebensmitteln, Experimente zu Kohlenhydraten, Proteinen ..., Bewegung in der Physik, Verdauung
Sport ⇨	Verschiedene motivierende Bewegungsspiele, Einladen von außerschulischen Experten aus Sportvereinen in die Schule, Schüler stellen verschiedene Sportarten vor
Informatik ⇨	Programmieren eines Fitnessrechners, der Kalorienaufnahme und -verbrauch berechnen kann

Wie bei so vielen Themen gilt auch hier gemäß den Zielsetzungen einer lokalen Agenda: Gesundheitsförderung und Prävention sind gemeinsame Aufgaben von Schule, Elternhaus, Schularzt, Sportvereinen, Anbietern von Freizeitaktivitäten, Jugendverbänden, Gemeinden usw. Daher sollte versucht werden, möglichst viele Partner mit einzubeziehen und externe Kooperationen zu suchen!

Liebe Schüler

„Sport gefällt mir, wenn ich mein Herz pochen höre, oder bei Gruppensport, wenn man zusammen etwas erreicht hat."

(Julia, 8. Klasse)

„Gesundheit ist für mich, wenn ich mich wohl fühle, keine Beschwerden habe, mich sportlich, tänzerisch und singend betätige."

(Ana, 8. Klasse)

„Es ist schön, wenn ich 200 Gramm Schoko-lade, einmal Salat oder Gemüse, Obst etc. pro Tag essen kann, ohne dass ich dick werde."

(Manuel, 7. Klasse)

Auf die Plätze – fertig – los!

Kennst du das Kribbeln, die Spannung vor dem Startschuss? Gehörst du zu denen, die los-flitzen und das Rennen von der Spitze aus kontrollieren? Oder sind dir Startschüsse zutiefst zuwider und das Kribbeln im Bauch deutet eher auf Angst hin? Läufst du locker im Feld mit oder gehst du gar nicht an den Start? Unser Verhältnis zu Bewe-gung, zu körperlicher Aktivität ist ganz unterschiedlich: Wäh-rend die einen täglich trainieren und sich ohne Bewegung nicht wohl fühlen, „vermeiden" andere körperliche Anstrengungen, wenn es irgendwie geht. Unser Alltag ist nicht mehr geprägt von schwerer Arbeit; sich zu be-wegen ist kein „Muss" und liegt zum Teil in der persönlichen Verantwortung.

Guten Appetit!

Gesunde Ernährung – das kennen wir doch! Aus der Werbung, aus Kochbüchern, vielleicht aus dem Hauswirtschaftsunterricht oder von elterlichen Ermahnungen. Allerdings setzen wir unser Wis-sen nicht immer in die Praxis um, unser Essverhalten lässt sich nicht einfach so über den Kopf steuern. Die vielen Tipps und guten Ratschläge können auch verunsichern. Gerade im Zusam-menhang mit Sport sind die Vorstellungen, was eine „gesun-de Ernährung" ist, sehr unter-schiedlich. Dieses Heft will dir helfen, deine Essgewohnheiten zu überprüfen, Grundkenntnisse über Ernährung zu erarbeiten oder zu vertiefen, und vor allem die Zusammenhänge zwischen dem „Input Essen" und dem „Output Bewegung" zu erken-nen.

Gesundheit

Gesundheit ist ein Geschenk! – heißt das, man kann nichts dazu beitragen? Zwar bringen wir be-stimmte körperliche Vorausset-zungen mit, aber was wir daraus machen, wie wir mit unserem Körper umgehen, das bestimmen wir zu einem wesentlichen Teil selbst. In diesem Heft geht es nicht nur um Gesundheit im Sin-ne von „Abwesenheit von Krank-heit", der Gesundheitsbegriff wird viel weiter gefasst.

Ernährung – Bewegung – Gesundheit

Ausgangspunkt sind deine Erfah-rungen mit Ernährung und Bewe-gung. Die einzelnen Kapitel behandeln einen bestimmten Aspekt des Bereiches „Ernährung – Bewegung – Gesundheit". Du erhältst Anregungen, wie du dein Verhalten überprüfen kannst, du findest Informationen und konkrete Aufgaben zu Bewe-gung und Ernährung. Du wirst diese Seiten nicht im stillen Kämmerlein von A–Z durchlesen, sondern hoffentlich vieles aus-probieren, umsetzen und dich mit anderen Jugendlichen über deine Eindrücke unterhalten.

Gesundheit und Wohlbefinden

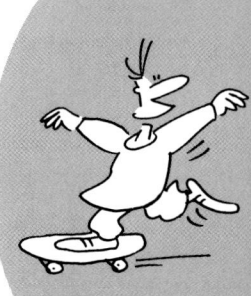

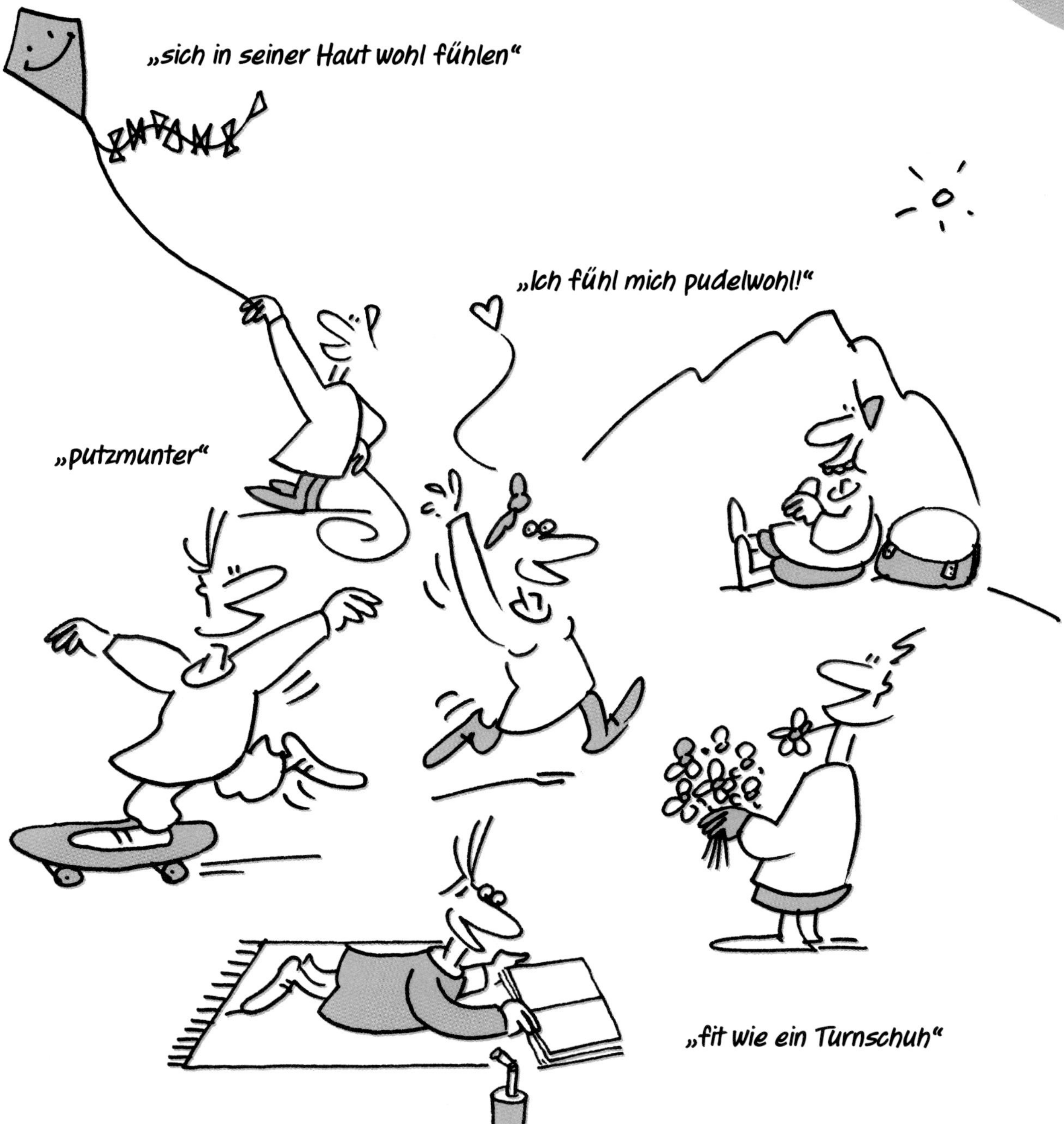

„sich in seiner Haut wohl fühlen"

„Ich fühl mich pudelwohl!"

„putzmunter"

„fit wie ein Turnschuh"

Was ist Wohlbefinden?

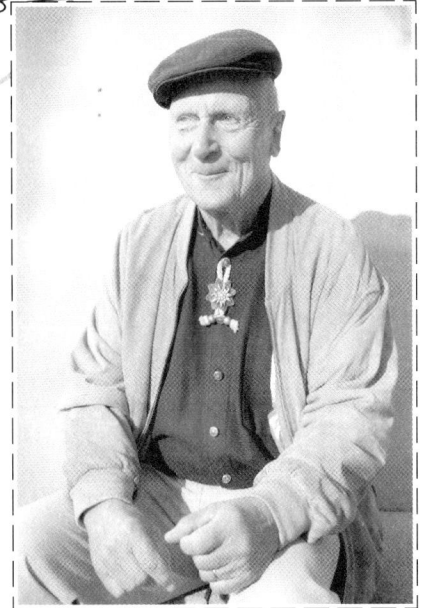 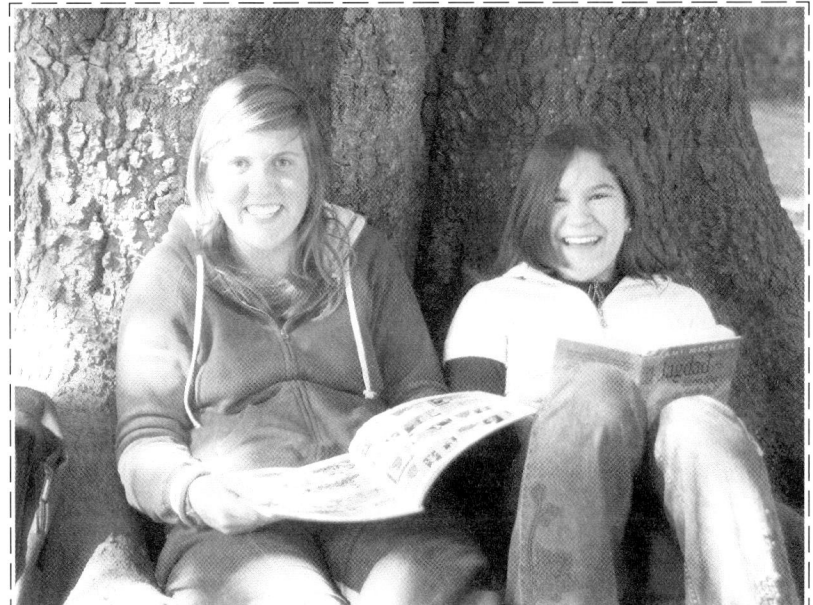

Diese Personen scheinen sich wohl zu fühlen!

„Ernährung & Bewegung", dieses Thema begegnet uns sehr häufig, ob in der Zeitung, im Fernsehen oder in der Werbung. Wir essen täglich, mal verschiedene Dinge, mal einfach nur immer dasselbe, mal weniger und mal mehr. Mal ein Apfel, dann ein Hamburger, ein Schokoriegel oder ein Wurstbrot. Wir treiben Sport – in der Schule, in der Freizeit, wir bewegen uns beim Tanzen oder weil wir den Bus noch erreichen müssen. Oder wir sitzen abends einfach nur vor dem Fernseher oder nachmittags am Computer. Wir bewegen uns täglich, wir essen meist mehrere Mahlzeiten – hast du dir schon Gedanken gemacht, welche Auswirkungen das auf dein Wohlbefinden hat? Und was heißt überhaupt Wohlbefinden?

Anregungen zum Weiterdenken & Diskutieren

- Was versteht ihr unter „Wohlbefinden"?

- Was sind mögliche Gründe für die Zufriedenheit bei den einzelnen Personen auf den Fotos oben?

- Wie lange dauert dieser Zustand? Wodurch kann er geändert werden?

- Was war vorher, was folgt?

- Überlegt euch Situationen/Dinge, die bei manchen Personen ein Wohlgefühl, bei anderen jedoch ein Unbehagen hervorrufen?

- Warum kann man sich nicht „auf Knopfdruck" wohl fühlen?

- Wie würdet ihr Zufriedenheit oder Unzufriedenheit künstlerisch oder als Skulptur/Denkmal darstellen? Alleine? In der Gruppe?

- Wie sieht ein Porträt von euch aus, wenn ihr euch wohl fühlt? Bringt Fotos mit oder fotografiert euch gegenseitig.

- Sucht weitere Bilder von zufriedenen Menschen.

© Verlag an der Ruhr · Postfach 102251 · 45422 Mülheim an der Ruhr · www.verlagruhr.de · ISBN 3-86072-934-9

Selbstcheck: Mein Wohlbefinden

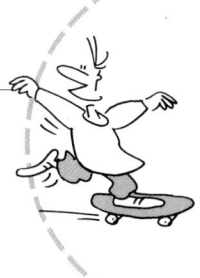

Auf der vorherigen Seite hast du dich schon mit dem Begriff „Wohlbefinden" beschäftigt. Wenn man von Wohlbefinden spricht, so meint man damit häufig ein Gefühl, das verschiedene Bereiche umfasst. „Wohlbefinden" unterteilt man im Allgemeinen in die folgenden drei Bereiche:

⟳ Ordne folgende Aussagen jeweils einem der drei Bereiche zu!

☐

„Ich bin fit und gut drauf. Mein Leben finde ich ganz cool, nicht immer, aber meistens."

☐

„Mich werfen Probleme nicht gleich aus der Bahn, irgendwie komme ich immer wieder auf die Beine. Für die Zukunft habe ich viele Pläne."

1. Körperliches Wohlbefinden

2. Seelisches Wohlbefinden

☐

„Meine Clique bedeutet mir viel und ein paar Erwachsene sind auch ganz o.k. Ich genieße es aber auch, allein oder zu zweit zu sein."

3. Soziales Wohlbefinden

⟳ Denke dir weitere Aussagen für die einzelnen Bereiche aus!

⟳ Überlege dir, wie die einzelnen Bereiche zusammenhängen!

⟳ Welcher Zusammenhang besteht deiner Meinung nach zwischen Ernährung, Bewegung & Wohlbefinden?

➪ *Und jetzt geht es um dich:*

⟳ In welchen Situationen fühlst du dich entspannt, wohl, angeregt, gut drauf und in welchen belastet, angespannt, unwohl, schlecht? (z.B. Schule, Freizeit, mit Freunden, zu Hause ...)

Ob du dich wohl fühlst, kannst nur du für dich entscheiden.

⟳ Wann hast du dich das letzte Mal so richtig wohl gefühlt? Beschreibe!

⟳ Beschreibe jeweils eine Situation für die einzelnen Teilbereiche des Wohlbefindens, in der du dich wohl, und eine, in der du dich unwohl gefühlt hast?

⟳ Wie zufrieden bist du insgesamt mit deiner Situation?

© Verlag an der Ruhr ☼ Postfach 102251 ☼ 45422 Mülheim an der Ruhr ☼ www.verlagruhr.de ☼ ISBN 3-86072-934-9

Was bedeutet eigentlich Gesundheit?

Was heißt für dich Gesundheit?

Die Weltgesundheitsorganisation WHO spricht von **„Gesundheit"** bzw. von **„Gesundheitsförderung"** und definiert die beiden Begriffe so:

„Gesundheit ist der Zustand des vollkommenen körperlichen, seelischen und sozialen Wohlbefindens und nicht nur das Fehlen von Krankheit und Schwäche."

„Gesundheitsförderung bedeutet: Menschen sind fähig, sich aktiv Bedingungen zu schaffen, welche Wohlbefinden ermöglichen. Sie sind fähig, jene Bedingungen zu erkennen und zu verändern, welche das Wohlbefinden (ob körperlich, seelisch-geistig oder sozial) gefährden."

Gefahren für die Gesundheit

Für sehr viele Menschen auf der Erde sind die Voraussetzungen für ein gesundes Leben nicht gegeben, ihre Gesundheit wird gefährdet durch:

➤ Kriege, Krisen, Unruhen,
➤ zerstörte Umwelt,
➤ Obdachlosigkeit, Elend,
➤ Rohstoff-Verschwendung,
➤ Analphabetismus,
➤ Unterdrückung, Ausbeutung,
➤ Hunger, Fehlernährung,
➤ Ungleichbehandlung,
➤ enger, knapper Lebensraum.

✐ In diesem Durcheinander haben sich neun grundlegende Bedingungen für ein gesundes Leben versteckt. Findest du sie (ein Begriff pro Zeile)? Diskutiert, welche Begriffe ihr gefunden habt und warum ihr diese als wichtig erachtet! (Lösung S. 96)

```
S P I E G E L B I L D U N G A R T E N E I N
R A D I O B E W E G U N G E N U S S I N N E
P O L I T I K G E S E T Z U H A U S E I F E
A N N A T U R M E D I E N S T L E I S T E R
K N O R P E L T E R N A H R U N G W A F F E
R E I C H A N C E N G L E I C H H E I T A T
R E I S T O F F R I E D E N K E N E R G I E
U N M E N G E R E C H T I G K E I T R A U M
M A N N A C H H A L T I G K E I T E L I E D
```

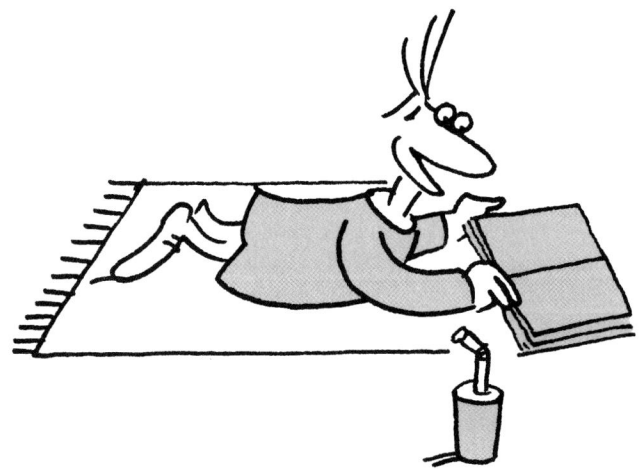

➡️ *Zum Weiterdenken & Diskutieren:*

✐ Von welchen Gefahren bist du betroffen, von welchen nicht? Weshalb?

✐ Was müsste man gegen die Gefahren unternehmen? Die neun grundlegenden Bedingungen sind die „Gegenspieler" der neun Gefahren für die Gesundheit. Wie gehören sie zusammen?

© Verlag an der Ruhr ✐ Postfach 102251 ✐ 45422 Mülheim an der Ruhr ✐ www.verlagruhr.de ✐ ISBN 3-86072-934-9

Selbstcheck: Ich bewege mich ...

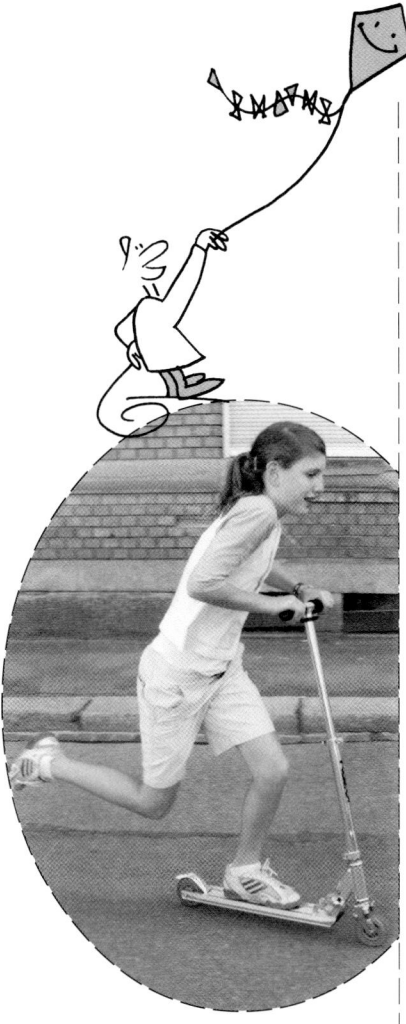

⏱ **Wie oft bewegst du dich eigentlich?**

Mit der folgenden Checkliste kannst du deine Bewegungsgewohnheiten im letzten halben Jahr überprüfen.

Dabei wird unter „körperlich aktiv sein" verstanden, dass man sich eine halbe Stunde am Stück bewegt und dabei etwas außer Atem kommt. **Kreuze an und ergänze.**

Bist du außerhalb des Sportunterrichts körperlich aktiv?

☐ Ja ☐ Nein

Wenn ja, wie viele Einheiten à 30 Minuten pro Woche?

☐ Einheiten

An welchen Wochentagen wie viele Einheiten?

☐ Mo ☐ Di ☐ Mi ☐ Do ☐ Fr ☐ Sa ☐ So

Welche Sportarten machst du gerne?

_____

Welche nicht?

_____

Wie treibst du am liebsten Sport *(allein – mit anderen zusammen – mit wem – als Wettkampf ...)?*

_____

Wie treibst du nicht gerne Sport?

_____

Wann (Zeit angeben) treibst du gerne Sport?

_____

Wann treibst du nicht gerne Sport?

_____

Täglich eine halbe Stunde Alltags-Aktivitäten, z.B.:
➤ *sich zu Fuß oder mit dem Fahrrad anstatt motorisiert fortbewegen,*
➤ *Treppensteigen anstatt Lift oder Rolltreppe fahren.*

Bereits so kannst du von den positiven Auswirkungen von Bewegung profitieren.

Über Training erfährst du mehr im Kapitel „Motivation" (S. 56).

⏱ **Vergleiche deine Bewegungsgewohnheiten mit denjenigen der Mitschüler deiner Klasse.**
Warum sind sie so unterschiedlich?
Bewegst du dich im Vergleich eher viel oder eher wenig?
Warum bewegen sich die einen viel, die anderen wenig?

© Verlag an der Ruhr ☎ Postfach 102251 ☎ 45422 Mülheim an der Ruhr ☎ www.verlagruhr.de ☎ ISBN 3-86072-934-9

Bewegung bringt Vorteile

⏱ **Diskutiert in der Gruppe, wann euch Bewegung und Sport gut tun. Wie zeigt es sich bei dir, dass dir Bewegung gut tut?**

Bewegung bringt dir viele Vorteile, z.B.

Leistungsfähigkeit, Fitness
Durch Bewegung und Sport werden Ausdauer, Kraft sowie Beweglichkeit aufrechterhalten oder verbessert.

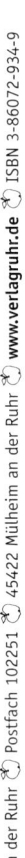

Körpergewicht
Bewegung trägt viel dazu bei, dass Menschen ein Gewicht halten können, mit dem sie zufrieden sind und das im Normalbereich liegt.

Aufbau von Knochen
Regelmäßige Bewegungen wie Hüpfen oder Jogging – bei denen die Schwerkraft auf das Skelett wirkt – tragen viel dazu bei, dass in der Jugend starke Knochen aufgebaut werden. Von diesem „Knochenkapital" zehrt man ein Leben lang!

Psychische Wirkungen – Wirkungen auf die Seele
Bewegung hellt die Stimmung auf und bewirkt oft Zufriedenheit und Glücksgefühle. Wer sich regelmäßig bewegt, tut etwas Gutes für sein Selbstwertgefühl und kann besser mit Stress umgehen.

Soziale Wirkungen – Wirkungen auf das Zusammenleben in der Gesellschaft
Sehr oft wird Sport mit Freundinnen, Kollegen oder zusammen mit der Familie ausgeübt. Dadurch ist man in die Gesellschaft eingebunden. Beim Sport hält man sich an Regeln und Abmachungen und lernt den Umgang mit anderen Menschen.

Schutz vor chronischen Krankheiten
Bewegung als wichtiger Faktor schützt vor vielen Krankheiten wie Herz-Kreislauf-Erkrankungen, verschiedenen Krebsarten, Osteoporose (Knochenschwund, der zu Knochenbrüchen führen kann), Diabetes (Zuckerkrankheit), Bluthochdruck, Rückenschmerzen und psychischen Krankheiten (z.B. leichten Depressionen).

Mehr Lebensqualität
All dies sind Gründe dafür, dass Bewegung und Sport zu mehr Lebensqualität beitragen.

➡ *Was Schüler meinen:*

Wenn ich nach einem gestressten Tag joggen gehe, fühle ich mich danach zwar müde, aber erfrischend müde.

(Sonja, 7. Klasse)

Wenn ich merke, dass ich zappelig werde, mache ich Sport und merke danach, wie gut es mir tut.

(Felix, 8. Klasse)

Wenn ich Sport gemacht habe, fühle ich mich am nächsten Tag fit.

(Lars, 8. Klasse)

⏱ **Und was meinst du? Wie wichtig ist Sport für dich?**

© Verlag an der Ruhr ☏ Postfach 102251 ☏ 45422 Mülheim an der Ruhr ☏ www.verlagruhr.de ☏ ISBN 3-86072-934-9

Selbstcheck: Meine Essgewohnheiten

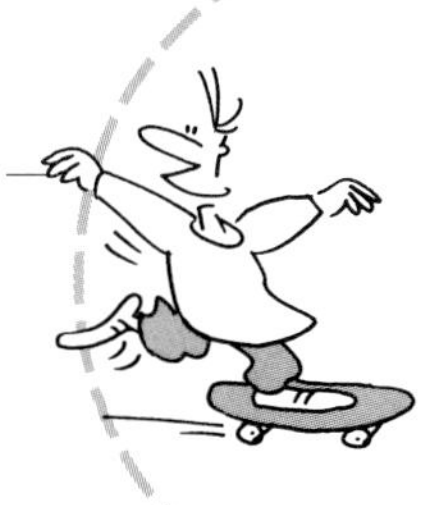

○ **meistens**
○ **oft**
○ **ab und zu**
○ **selten bis nie**

🕐 **Kreise zu jeder Aussage den für dich zutreffenden Punkt ein. Ziehe von Punkt zu Punkt eine Linie.**

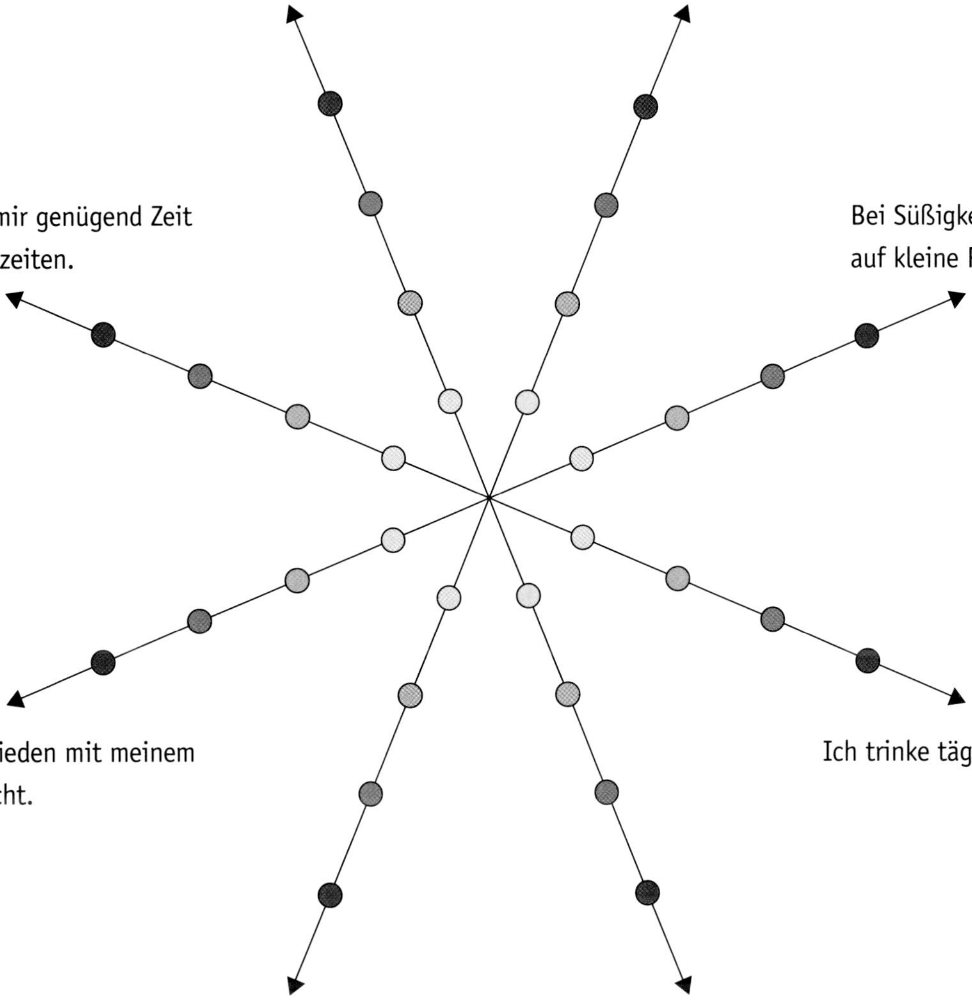

Ich esse täglich fünf Portionen Früchte und Gemüse.

Beim Getreide bevorzuge ich Vollkornprodukte.

Ich nehme mir genügend Zeit für die Mahlzeiten.

Bei Süßigkeiten achte ich auf kleine Portionen.

Ich bin zufrieden mit meinem Körpergewicht.

Ich trinke täglich 1,5 Liter.

Ich wechsle ab und esse nicht immer die gleichen Nahrungsmittel.

Ich merke, wann ich satt bin. Dann höre ich auf zu essen.

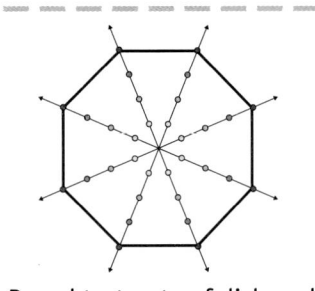

Du achtest gut auf dich und ernährst dich bewusst!

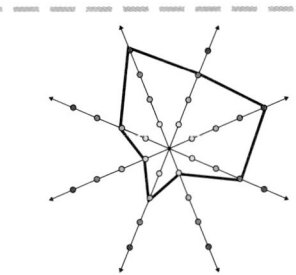

Du arbeitest daran! Jetzt kennst du deine Stärken und Schwächen.

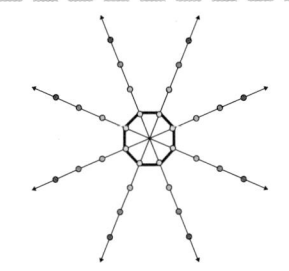

Bestimmt hilft dir dieses Buch, deine Gewohnheiten zu überdenken und zu verbessern.

© Verlag an der Ruhr ✺ Postfach 102251 ✺ 45422 Mülheim an der Ruhr ✺ www.verlagruhr.de ✺ ISBN 3-86072-934-9

Gesunde Ernährung macht fit

Essen und Trinken gehören zu den körperlichen Grundbedürfnissen des Menschen. Ohne Nahrungsaufnahme kein Leben: Die Stoffe, die der Körper für **Arbeitsleistung (= Energie), Aufbau (= Baustoffe) und Regulation von Körperfunktionen (= Schutz- und Reglerstoffe)** benötigt, müssen ihm zugeführt werden. Aber zu viel oder falsch zusammengesetzte Nahrung kann der Gesundheit ebenso schaden wie Mangelernährung.

➡️ *Wozu dient die Nahrung in unserem Körper?*

Energie			Baustoffe			Schutz- und Reglerstoffe		

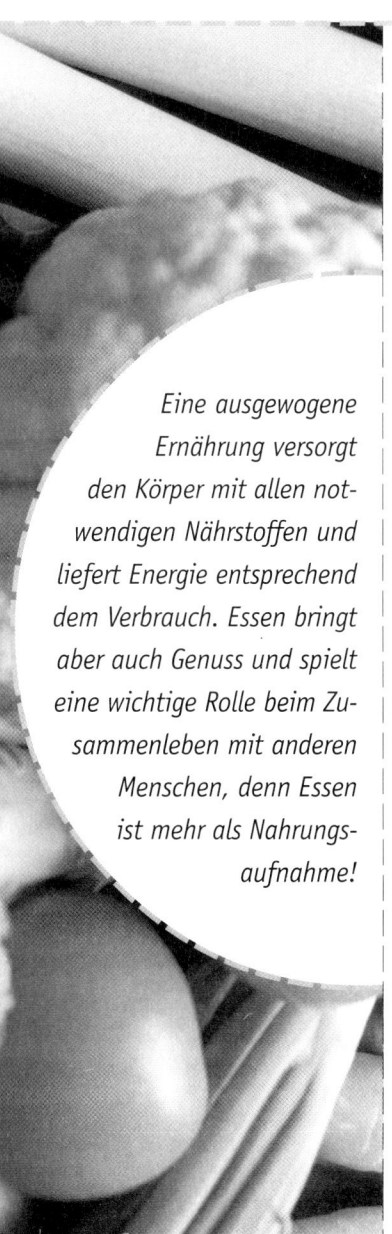

Eine ausgewogene Ernährung versorgt den Körper mit allen notwendigen Nährstoffen und liefert Energie entsprechend dem Verbrauch. Essen bringt aber auch Genuss und spielt eine wichtige Rolle beim Zusammenleben mit anderen Menschen, denn Essen ist mehr als Nahrungsaufnahme!

🕐 **Ordne die Aussagen den drei Funktionen zu!**

a. Körperzellen und Gewebe (z.B. Muskeln) werden nach 10–100 Tagen erneuert. Dazu benötigt der Körper Eiweiß/Protein.

b. Unsere Körpertemperatur liegt zwischen 36,1 und 37,2 °C, unabhängig von der Außentemperatur. Aufwärmen oder Abkühlen sind Leistungen des Körpers.

c. Andauernde Müdigkeit und Erschöpfung können Hinweise auf Eisenmangel sein.

d. Das Herz schlägt rund 4200-mal pro Stunde.

e. Kinder und Jugendliche im Wachstum benötigen im Verhältnis zu ihrem Körpergewicht mehr Eiweiß/Protein als Erwachsene.

f. Muskeltätigkeiten wie Laufen, Tanzen, Radfahren steigern den Energiebedarf.

g. Magnesium (Mineralstoff) steuert die Erregbarkeit der Muskeln. Bei Magnesiummangel kann es zu Muskelkrämpfen kommen.

h. Rauchende Köpfe vom Denken? Schon möglich, auch die Hirnzellen brauchen Energie.

i. Um sich gegen Infektionen, z.B. Erkältungen, zu wehren, bildet der Körper Abwehrkräfte. Dabei spielen Vitamine eine Rolle.

(Lösungen S. 96)

Mehr Ernährungslehre findest du im Kapitel „Energiebilanz" (S. 34–50) sowie auf S. 88–90.

© Verlag an der Ruhr ✆ Postfach 102251 ✆ 45422 Mülheim an der Ruhr ✆ www.verlagruhr.de ✆ ISBN 3-86072-934-9

Körperwahrnehmung
und Erscheinungsbild

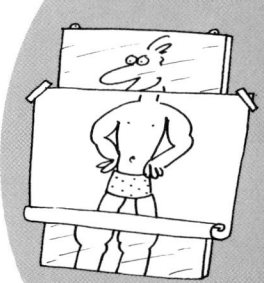

„Schönheit liegt im Auge des Betrachters."

„Spieglein, Spieglein an der Wand! Wer …?"

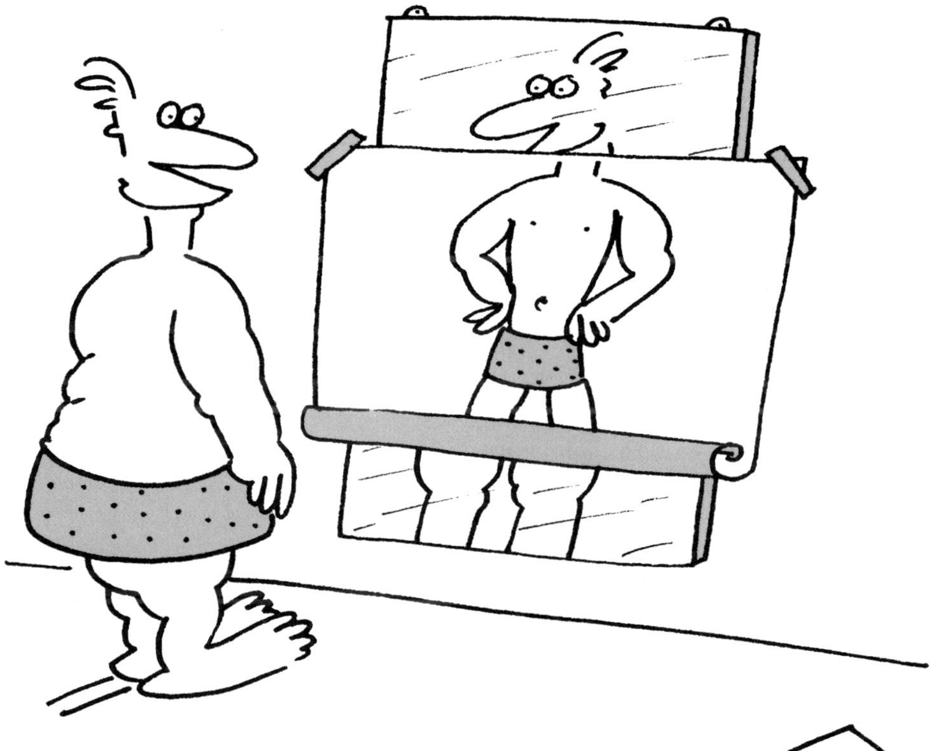

„Über Geschmack
lässt sich streiten!?"

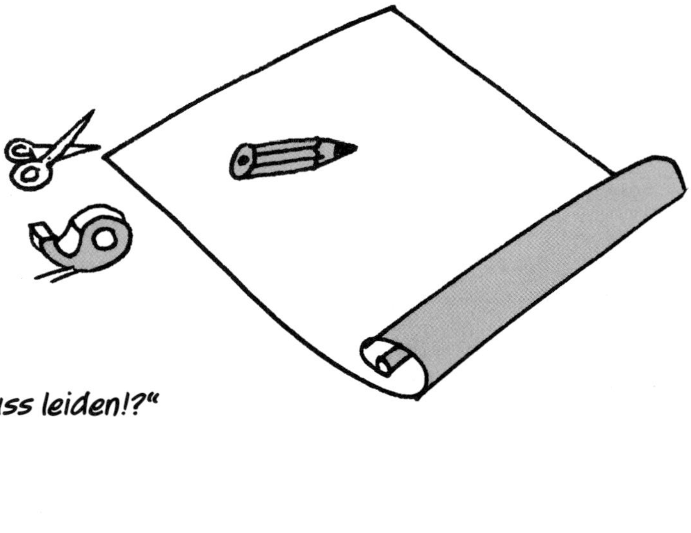

„Wer schön sein will, muss leiden!?"

Schön sein = Gesund sein = Fit sein?

Folgende Zitate geben dir einen Überblick, was prominente Persönlichkeiten zum Thema „Schönheit" gesagt haben.

☑ **Die Männer beteuern immer, sie lieben die innere Schönheit der Frau, komischerweise gucken sie aber ganz woanders hin.**
(Marlene Dietrich, Filmschauspielerin, 1901–1992)

☑ **Die Schönheit brauchen wir Frauen, damit die Männer uns lieben; die Dummheit, damit wir die Männer lieben.**
(Coco Chanel, Modeschöpferin, 1883–1971)

☑ **Schönheit ist ein so vager Begriff, dass sich darüber nicht streiten lässt.**
(Bertolt Brecht, Schriftsteller, 1898–1956)

☑ **Schönheit setzt sich zusammen aus Charisma, Stärke, Erfahrung, Verweigerung.**
(Iris Berben, Filmschauspielerin, geb. 1950)

☑ **Ein geliftetes Gesicht muss wieder neu eingeweint, eingelacht, eingedacht und eingefühlt werden.**
(Hildegard Knef, Filmschauspielerin, 1925–2002)

☑ **Ein Mann mit einem hohen Bankkonto kann gar nicht hässlich sein.**
(Zsa Zsa Gabor, Filmschauspielerin, geb. 1917)

✐ **Hast du dir schon Gedanken gemacht, wieso es Miss- und Mister-Wahlen gibt? Möchtest du Miss oder Mister World sein? Die schönste Person der Welt zu sein, hat das mit Gesundheit und Wohlbefinden etwas zu tun? Und macht Schönheit glücklich?**

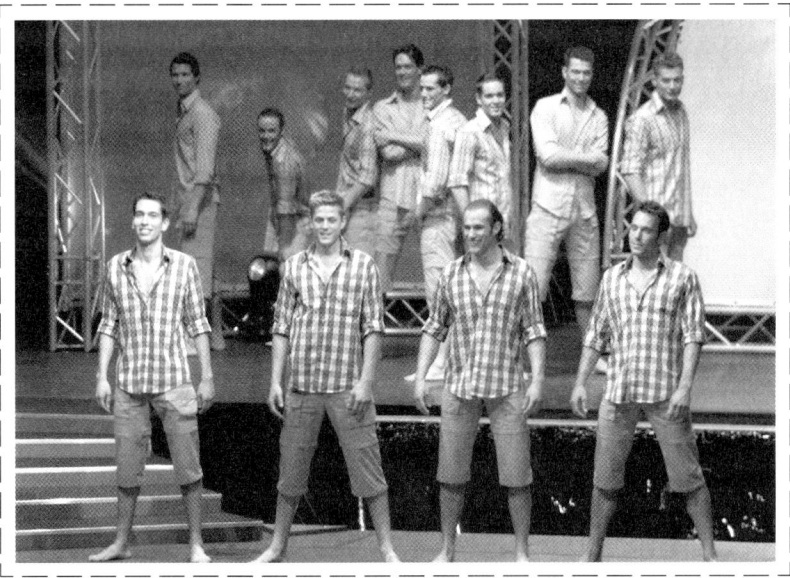

Kandidaten ...

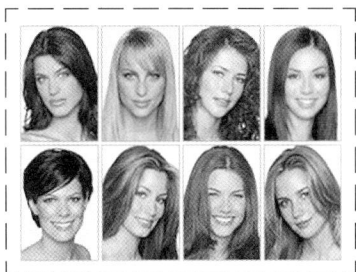 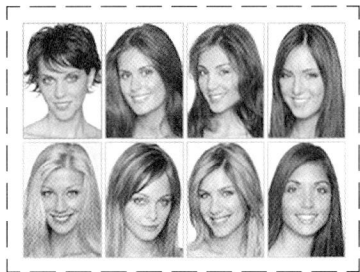

... und Kandidatinnen der Wahl zu „Miss/Mister Schweiz" 2003

✐ **Diskutiert in der Klasse über die einzelnen Zitate. Hier einige Diskussionsanregungen dafür:**

1. Welches Zitat findest du am lustigsten, traurigsten, interessantesten ... ? Und warum? Welches Zitat macht dich besonders nachdenklich?

2. Überlegt euch, was die einzelnen Prominenten wohl jeweils unter „Schönheit" verstehen? Was ist für dich Schönheit?

3. Such dir jeweils eines der Zitate aus und gestalte eine Collage aus Zeitungen und Zeitschriften oder schreibe ein Gedicht dazu. Besprecht die einzelnen Werke in der Klasse! Was wolltet ihr jeweils damit ausdrücken?

© Verlag an der Ruhr ✆ Postfach 102251 ✆ 45422 Mülheim an der Ruhr ✆ www.verlagruhr.de ✆ ISBN 3-86072-934-9

Schönheit – was ist das?

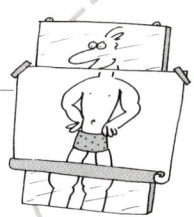

Hast du dir eigentlich schon einmal überlegt, wer eigentlich bestimmt, was „Schönheit" ist. Man sagt schließlich nicht von ungefähr: „Schönheit liegt im Auge des Betrachters." Oder?

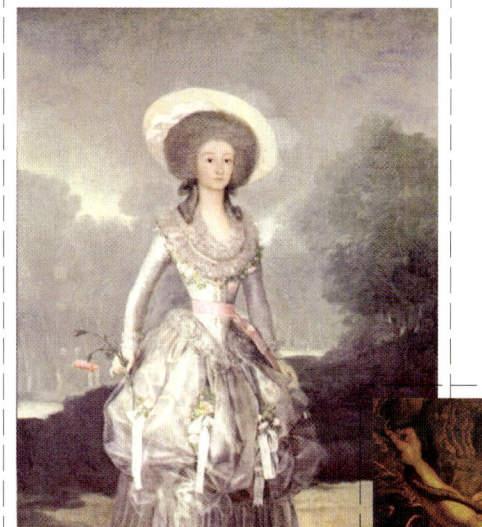

Francisco de Goya y Lucientes:
„Marquesa de Pontejos", 1787

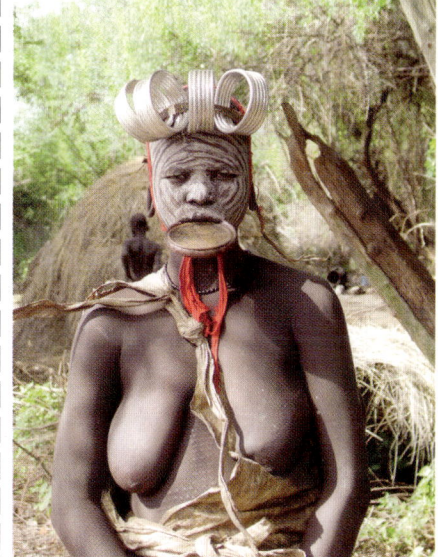

Silvia und Martin Kempf
(www.transafrika.ch)

Paul Peter Rubens:
„Ausschiffung von Maria de' Medici
in Marseille (Ausschnitt)", um 1625

© Verlag an der Ruhr ☙ Postfach 102251 ☙ 45422 Mülheim an der Ruhr ☙ www.verlagruhr.de ☙ ISBN 3-86072-934-9

➯ **Anregungen
zum Nachdenken
& Diskutieren:**

⌀ Beschreibe die Abbildungen. Erläutere, welche Idealvorstellung von Schönheit jeweils dargestellt wird. Recherchiere im Internet über weitere Schönheitsideale a) in verschiedenen Kulturen b) in Mitteleuropa in den letzten Jahrhunderten.

⌀ Welches Schönheitsideal haben wir heute? Schaut dazu in Zeitschriften oder Werbeanzeigen nach.

⌀ Wie kommt euer Schönheitsideal zu Stande? Welche Rolle spielen die Medien dabei?

⌀ Macht eine anonyme Befragung, getrennt nach Jungen und Mädchen. Wie sehen eure Traumfrau und euer Traummann aus? Überlegt, ob Jungen und Mädchen einen ähnlichen oder einen unterschiedlichen Schönheitsbegriff haben.

⌀ Glaubt ihr, dass euer Schönheitsideal in anderen Kulturen als seltsam empfunden werden würde?

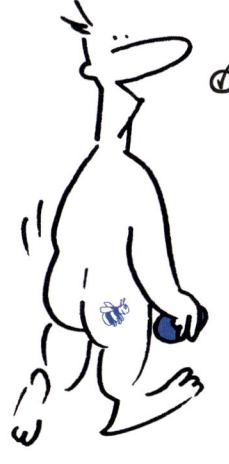

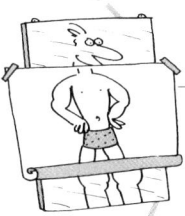

Gut aussehen = gesund sein?

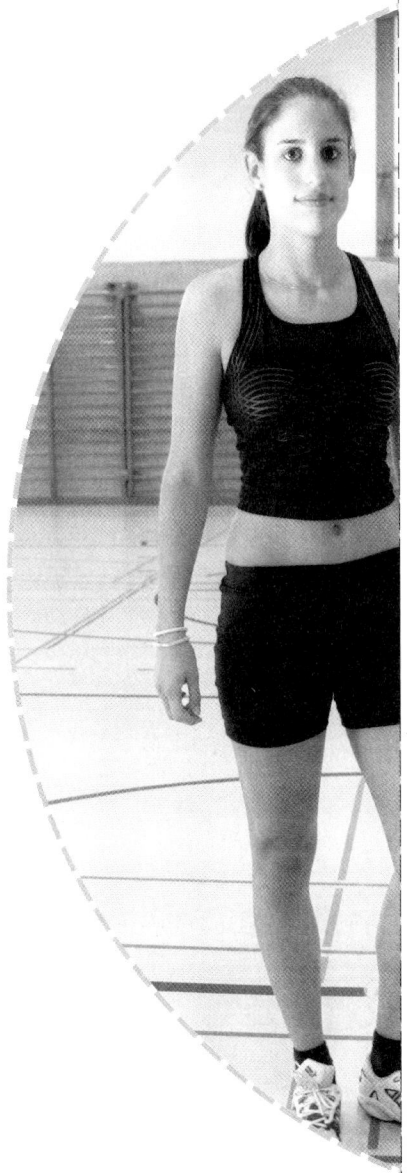

✍ Beantworte folgende Fragen möglichst ehrlich. Du kannst die einzelnen Fragen nachher mit deiner besten Freundin, deinem besten Freund oder mit deiner Klasse besprechen.

Warum wollen Menschen schön sein?

_____

Was heißt für dich „gut aussehen" bezogen auf dich?

_____

... bezogen auf andere?

_____

Was würdest du bezüglich deines Aussehens und Erscheinungs-bildes gerne ändern?

_____

Was nicht?

_____

Wie zufrieden bist du mit deinem Aussehen?

0	1	2	3	4	5	6	7	8	9	10
☐	☐	☐	☐	☐	☐	☐	☐	☐	☐	☐

überhaupt nicht zufrieden　　　　　　　　　　　*sehr zufrieden*

Was heißt für dich Gesundheit?

_____

Ist dir deine Gesundheit wichtig?

0	1	2	3	4	5	6	7	8	9	10
☐	☐	☐	☐	☐	☐	☐	☐	☐	☐	☐

überhaupt nicht wichtig　　　　　　　　　　　*sehr wichtig*

Fühlst du dich gesund?

0	1	2	3	4	5	6	7	8	9	10
☐	☐	☐	☐	☐	☐	☐	☐	☐	☐	☐

sehr ungesund　　　　　　　　　　　　　　*sehr gesund*

Haben für dich Gesundheit und Aussehen einen Zusammenhang?

☐ Ja　　☐ Nein

Wenn ja, welchen?

_____

© Verlag an der Ruhr ✆ Postfach 102251 ✆ 45422 Mülheim an der Ruhr ✆ www.verlagruhr.de ✆ ISBN 3-86072-934-9

Werbung weckt Bedürfnisse!?

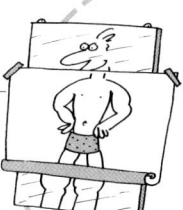

Anti-Aging

„stoppt vorzeitige Hautalterung"

Body

„länger jung bleiben"

„jugendlich schöne Haut"

Wellness

Lifestyle

„sich wohl fühlen"

BEAUTY

Probiotisch

Auch die Werbung hat offensichtlich erkannt, dass mit dem Versprechen, Schönheit und Gesundheit zu erreichen, Käufer für ein Produkt interessiert werden können. Schönheit ist uns wichtig und dafür sind wir auch bereit, Produkte zu kaufen, die uns dabei helfen, schön zu bleiben oder es zu werden.

Die Werbung kann dieses Bedürfnis ausnutzen und uns so zum Kaufen von Produkten motivieren, die möglicherweise nicht sinnvoll sind oder keinen Nutzen mit sich bringen. Andererseits scheint die Werbung bei uns aber auch den Wunsch nach Schönheit zu wecken und dadurch bestimmte Bedürfnisse zu erzeugen.

➡️ *Arbeitsanregungen:*

✍ **Welche anderen Werbesprüche fallen dir ein, die Schönheit und Gesundheit versprechen? Durchsucht Zeitschriften nach solcher Werbung und versucht sie nach bestimmten Merkmalen zu sortieren. Erstellt Plakate damit.**

✍ **Gestaltet selber Werbung für (Fantasie-)Schönheitsprodukte (als Spruch, Zeichnung ...). Versucht dabei, bestimmte Bedürfnisse anzusprechen.**

✍ **„Es ist immer genau das schön, was selten und besonders ist. Was ich nicht habe und was am schwersten zu erreichen ist, ist schön!" Was ist dran an dieser Aussage? Vergleiche mit deinen Aussagen von S. 20. Wie nutzt die Werbung dieses Bedürfnis aus?**

✍ **Überlege, ob die Werbung dich in deiner Schönheitsvorstellung beeinflusst? Welche anderen Dinge tun dies auch (z.B. Stars ...)?**

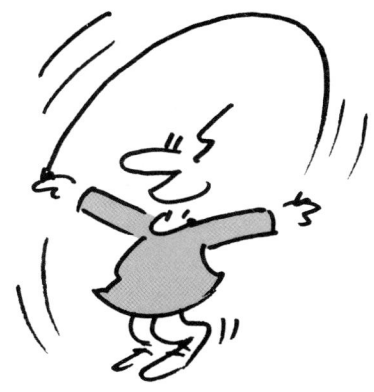

© Verlag an der Ruhr ✆ Postfach 102251 ✆ 45422 Mülheim an der Ruhr ✆ www.verlagruhr.de ✆ ISBN 3-86072-934-9

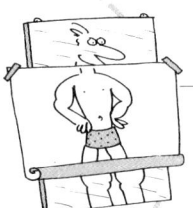

Wo ziehst du die Grenzen?

Schon immer gab es unzählige gute Ratschläge zur Herstellung weiblicher (und auch männlicher) Schönheit, auch heute begegnest du ihnen auf Schritt und Tritt. Die Methoden haben sich zwar verändert im Laufe der Zeit, aber der Erwartungsdruck bezüglich des Erfolg ist nach wie vor groß. Während früher hauptsächlich mit Kleidung, Kosmetika und Schmuck das Aussehen verändert und an die geltenden Schönheitsideale angepasst wurde, bezieht sich das heutige Schönheitsideal bei uns auf den unbekleideten Körper. Das schränkt die Möglichkeiten zum „Mogeln" ein und verlangt Maßnahmen, die den Körper selbst betreffen.

⏾ **Welche „Maßnahmen" wendest du an oder würdest du allenfalls anwenden?**

⏾ **Was käme für dich nie infrage?**

⏾ **Bei welchen „Maßnahmen" hast du Verständnis, wenn andere sie anwenden?**

O.K. für mich	niemals	O.K. für andere	*Maßnahmen*
☐	☐	☐	➤ Hautpflegeprodukte
☐	☐	☐	➤ Wimperntusche, Lippenstift etc.
☐	☐	☐	➤ Einspritzen von Farbe für ein dauerhaftes Make-up
☐	☐	☐	➤ Dauerwelle, Haare glätten
☐	☐	☐	➤ Haare tönen, bleichen oder färben
☐	☐	☐	➤ Tragen eines Haarteils, einer Perücke
☐	☐	☐	➤ Entfernung der Körperbehaarung
☐	☐	☐	➤ Training im Fitness-Studio für eine gute Figur
☐	☐	☐	➤ Weniger Essen, um nicht zuzunehmen
☐	☐	☐	➤ Einnahme von Muskel bildenden Hormonpräparaten
☐	☐	☐	➤ Zähne überkronen, bleichen
☐	☐	☐	➤ Selbstbräuner
☐	☐	☐	➤ Solarium
☐	☐	☐	➤ Entfernung eines Muttermals aus kosmetischen Gründen
☐	☐	☐	➤ Veränderung der Augenfarbe durch Kontaktlinsen
☐	☐	☐	➤ Vergrößerung der Lippen durch Einspritzen von Silikon
☐	☐	☐	➤ Korrekturen an Ohren oder Nase
☐	☐	☐	➤ Fettabsaugen
☐	☐	☐	➤ Brustvergrößerung, Brustverkleinerung
☐	☐	☐	➤ Aufpolstern der Wangenknochen durch Silikonkissen
☐	☐	☐	➤ Liften, Falten glätten
☐	☐	☐	➤ Abführmittel oder wassertreibende Mittel zur Gewichtsreduktion
☐	☐	☐	➤ Künstliche Wimpern und Nägel

© Verlag an der Ruhr ⏾ Postfach 102251 ⏾ 45422 Mülheim an der Ruhr ⏾ www.verlagruhr.de ⏾ ISBN 3-86072-934-9

Beurteilung des Körpergewichts

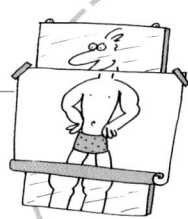

„Dicke sind dumm und träge, Schlanke sind aktiv und sympathisch" – das ist eine verbreitete Meinung in unserer Gesellschaft. Wie ist es dazu gekommen? Früher, in Zeiten von Nahrungsmangel, galt Körperfülle als Zeichen von Wohlstand und Gesundheit. Arme Leute waren mager. Heute hat sich bei uns dieses Verhältnis umgekehrt: Wohlhabende Zeitgenossen sind häufiger schlank als Menschen mit kleinem Budget, bei denen Übergewicht verbreiteter ist. Die Beurteilung des Körpergewichts findet also immer vor dem Hintergrund der momentanen Situation statt. Zum Vorbild wird, was schwieriger zu erreichen ist (s. auch S. 23).

Ungefähr jeder dritte Erwachsene in unserer Wohlstandsgesellschaft ist übergewichtig. Jedes fünfte Kind und jeder fünfte Jugendliche schleppen auch schon zu viele Kilos mit sich herum. Und die Zahl nimmt weiter erheblich zu. Aber auch das Gegenteil, nämlich die Untergewichtigkeit (vor allem bei weiblichen Jugendlichen), hat ein Besorgnis erregendes Ausmaß angenommen. Wissenschaftliche Untersuchungen zeigen, dass ein nicht angemessenes Körpergewicht (Über- oder Untergewicht) die Gesundheit gefährdet. Unsere Lebensart, insbesondere Fehlernährung und Bewegungsmangel, verstärkt die Risiken.

Bemerkungen

Heute wird zur Definition eines gesunden Mindest- oder Höchstgewichts der international anerkannte BMI herangezogen.

Methode

BMI = **B**ody **M**ass **I**ndex (Körpermassenindex), er gibt das Verhältnis an von Körpergewicht zu Körpergröße im Quadrat.

➡️ **Wann spricht man von Übergewicht oder von Untergewicht?**

Es gibt verschiedene Methoden zur Beurteilung des Körpergewichts. Ziel ist es, einen „Normalbereich" zu nennen, innerhalb dem auf Grund des Körpergewichts kein erhöhtes Krankheitsrisiko besteht.

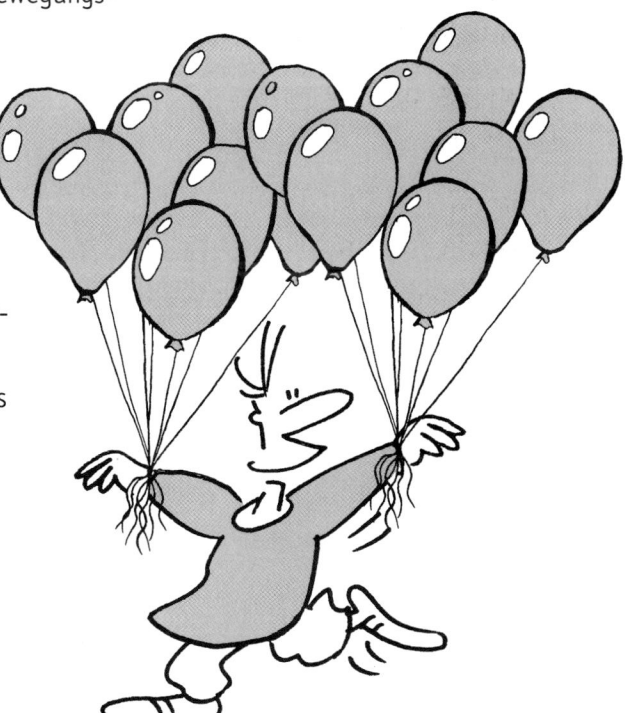

Berechnung des BMI:

$$BMI = \frac{\text{Körpergewicht in Kilogramm}}{(\text{Körpergröße in Meter})^2}$$

© Verlag an der Ruhr ✂ Postfach 102251 ✂ 45422 Mülheim an der Ruhr ✂ www.verlagruhr.de ✂ ISBN 3-86072-934-9

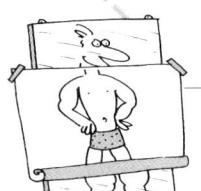

Mein Körpergewicht

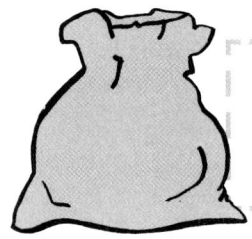

⏱ **Berechne deinen BMI:**

$$BMI = \frac{Kg}{m \ \times \ m} = $$

▷ *Beurteilung des Körpergewichts mittels BMI für junge Erwachsene:*

Diese BMI-Werte sind nur für ausgewachsene Jugendliche und junge Erwachsene so definiert. Für Kinder im Wachstum und ältere Menschen kommen andere Normwerte zur Anwendung.

Untergewicht: BMI-Werte tiefer als 18,5

Normalgewicht: BMI-Werte zwischen 18,5 und 25

Mäßiges Übergewicht: BMI-Werte zwischen 25 und 30

Deutliches Übergewicht *(Adipositas)*: BMI-Werte über 30

Extremes Übergewicht *(krankhafte Adipositas)*: BMI-Werte 40 und mehr

▷ *Beurteilung des Körpergewichts mittels BMI für Kinder und Jugendliche im Wachstum:*

Für Kinder und Jugendliche im Wachstum wird der errechnete BMI mit Wachstumskurven beurteilt. Mit ihrer Hilfe kann man ablesen, in welchem Bereich man sich mit seinem BMI befindet.

So kannst du herausfinden, ob dir dein Gewicht passt:

Gehe mit dem Zeigefinger die Linie deines BMI entlang, bis du bei deinem Alter angekommen bist. An diesem Punkt machst du ein kleines Kreuz. Liegt das Kreuz im mittleren Bereich, ist alles O.K.

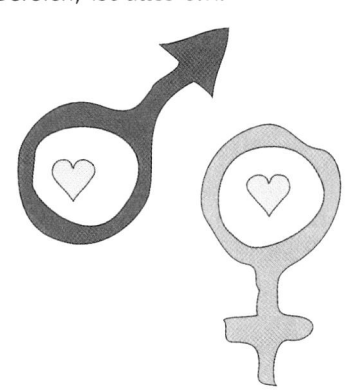

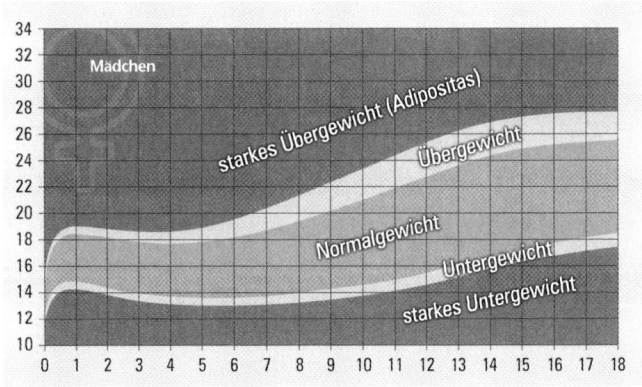

Wachstumskurven für den BMI von Mädchen

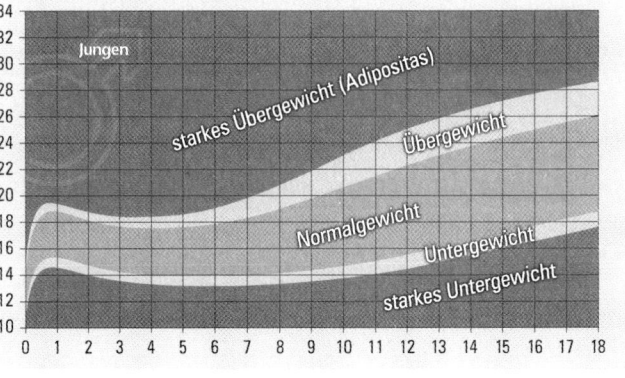

Wachstumskurven für den BMI von Jungen

© Verlag an der Ruhr ☎ Postfach 102251 ☎ 45422 Mülheim an der Ruhr ☎ www.verlagruhr.de ☎ ISBN 3-86072-934-9

Der BMI allein sagt nicht alles

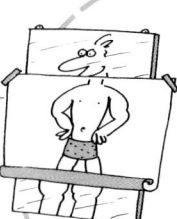

Der Body Mass Index ist eine künstliche Kennziffer, die der Mensch zur Beurteilung des Körpergewichtes geschaffen hat. Die Unterteilung in Über-, Unter- und Normalgewicht ist ein Stück weit willkürlich gewählt. Dennoch ist der BMI ein weltweit akzeptiertes Maß. Er kann uns einen guten Anhaltspunkt darüber geben, ob unser Gewicht in einem für die Gesundheit optimalen oder eher ungünstigen Bereich liegt. **Er alleine reicht jedoch nicht aus, man muss noch andere Aspekte mitbedenken, wenn man sein Gewicht und seine Gesundheit beurteilen möchte** (s. auch Kapitel 1 , S. 14). Du solltest z.B. auch die folgende Gesichtspunkte beachten:

1. Die Analyse der Körperfettzusammensetzung

Hierunter versteht man die „Messung der fettfreien Masse (Skelettmuskulatur, Wasser, innere Organe) und der Körperfettmasse".
Aus medizinischer Sicht ist zusätzlich zum BMI auch die Bestimmung der Körperfettmasse für die Beurteilung bei Unter- oder Übergewicht bedeutend. Für die Körperfettmessung ist eine spezielle Waage erforderlich. Diese Methode soll nur von Fachpersonen angewendet werden.

➤ Daneben ist immer auch entscheidend, wie wohl und gesund du dich mit deinem Gewicht fühlst!

2. Ganz wichtig: Das Wohlfühlgewicht

Entscheidend ist auch das so genannte Wohlfühlgewicht.
Dies ist das Gewicht, mit dem man sich wohl fühlt und das man problemlos halten kann. Das Wohlfühlgewicht lässt sich nicht berechnen. **Ob du dich mit deinem Gewicht wohl fühlst oder nicht, kannst nur du entscheiden.** Die gesundheitlichen Risiken und Folgen von Unter- oder Übergewicht dürfen aber nicht übersehen werden, unabhängig vom persönlichen Empfinden.

➤ Nun weißt du, ob dein Gewicht im normalen und damit weniger gesundheitsgefährdenden Bereich liegt oder nicht.

➤ Wenn dein BMI über 30 oder unter 18,5 liegt, ist das Krankheitsrisiko erhöht.

➤ Fühlst du dich gleichzeitig unwohl (z.B. unkonzentriert, schlapp, energielos), solltest du besonders aufmerksam dein bisheriges Ernährungs- und Bewegungsverhalten überprüfen und gegebenenfalls versuchen, es zu verändern. Du solltest auch mit einem Arzt oder Lehrer darüber sprechen.

➤ Der BMI ist ein künstliches Maß des Menschen, um einzuschätzen, wann man „zu viel oder zu wenig Körpergewicht" im Vergleich zum „normalen Durchschnitt" hat. Die Grenze für Über- und Untergewicht ist ein Stück weit willkürlich gewählt.

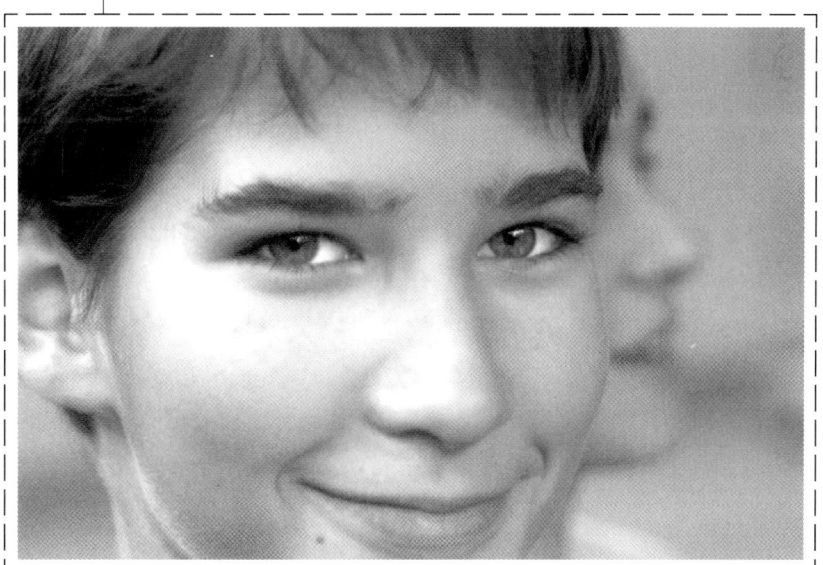

© Verlag an der Ruhr ℂ Postfach 102251 ℂ 45422 Mülheim an der Ruhr ℂ www.verlagruhr.de ℂ ISBN 3-86072-934-9

Von äußeren und inneren Werten

On ne voit bien qu'avec le coeur. L'essentiel est invisible pour les yeux.
(Man sieht nur mit dem Herzen gut. Das Wesentliche ist
für die Augen unsichtbar.)
(Zitat aus der „Kleine Prinz" von A. de Saint-Éxuypery)

Kleider machen Leute.
(altes Sprichwort)

You never get a second chance to make a first impression!
(Für den ersten Eindruck bekommst du nie eine zweite Chance!)

Mag auch die Schönheit des Körpers den Augen gefallen, so überlege dir doch, wie ehrsam die Anmut der Seele ist. Ein entstelltes Gesicht erscheint uns unangenehm; denke daran, wie hässlich ein von Lastern entstelltes Gemüt ist.
(Zitat von Erasmus von Rotterdam im Handbüchlein des christlichen Streiters)

Es ist nicht alles Gold, was glänzt.
(altes Sprichwort)

Du bist ehrlich, hilfsbereit, nicht abgehoben, sympathisch, lustig, hast ein gutes Selbstbewusstsein.
(Oliver, 8. Klasse)

Ich schätze deine Fröhlichkeit, Kreativität und Treue."
(Anina, 8. Klasse)

Du hast Zeit für mich und meine Probleme.
(Hatice, 8. Klasse)

Wer einer Person begegnet, die sie oder er noch nie gesehen hat, fällt sehr oft ein schnelles Urteil. Dieses Urteil basiert dann nur auf Äußerlichkeiten. Lernt man diese Person besser kennen, erkennt man so genannte innere Werte (Charakter, Ausstrahlung usw.) und erhält ein Gesamtbild der Persönlichkeit.
Die äußeren Eigenschaften sind nur ein Teil der Gesamtpersönlichkeit, aber sie werden meist als Erstes wahrgenommen. Dies ist sicher ein Grund, weshalb Menschen gefallen wollen. Damit verbunden ist auch eine soziale Anerkennung, d.h. durch den positiven ersten Eindruck erhofft man sich, von anderen akzeptiert zu werden.

✐ Diskutiert die oben genannten Zitate. Überlegt euch, was uns die einzelnen Zitate sagen wollen. Welches Zitat gefällt euch am besten und warum?

✐ Wie bereitet ihr euch äußerlich auf einen wichtigen Anlass vor (z.B. erstes Rendezvous, Vorstellungsgespräch in einem Betrieb, Aufnahmeprüfung)?

✐ Worauf achtet ihr bei Menschen, denen ihr zum ersten Mal begegnet, am meisten?

➡ Was zählt?

✐ Schreib deiner besten Freundin, deinem besten Freund, was du an ihr, an ihm schätzt. Welche inneren Werte zeichnen sie/ihn aus?

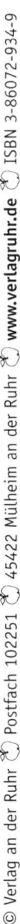
© Verlag an der Ruhr ✆ Postfach 102251 ✆ 45422 Mülheim an der Ruhr ✆ www.verlagruhr.de ✆ ISBN 3-86072-934-9

 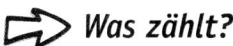

Eine sportliche Figur – was heißt das?

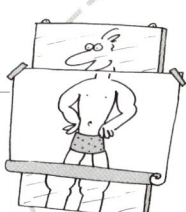

✍ **Schau dir die Sportler genau an. Wer betreibt welche Sportart (Fußball, Eishockey, Kunstturnen, Hochsprung)? (Lösungen S. 96)**

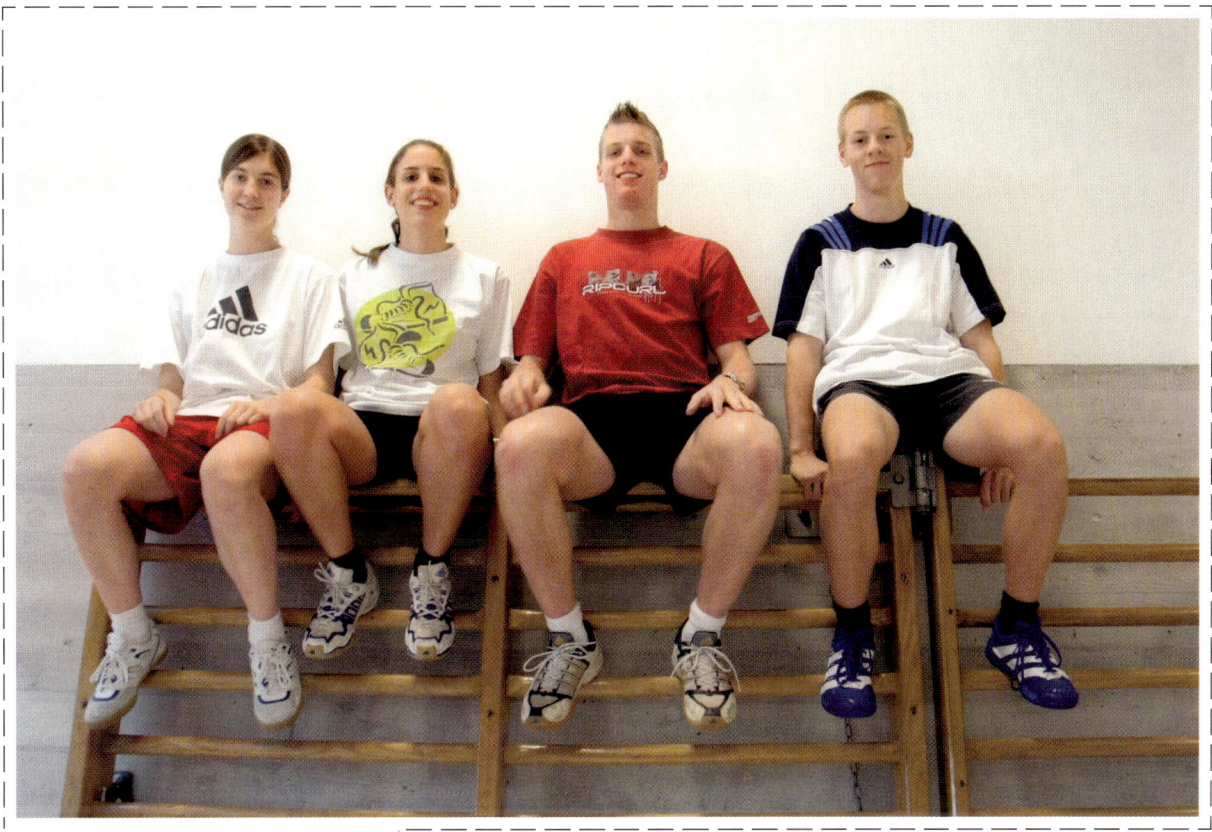

Das Bild zeigt dir, dass Sportler sehr unterschiedliche Staturen haben. Training, Ernährung und Vererbung haben Einfluss auf die Körperform. Wie stark hat ihr Training ihre Körperform verändert? Wie ihre Ernährung? Was ist Vererbung?

Es gibt bezüglich der Körperform verschiedene Einteilungen. Eine einfache Einordnung ist eine Dreiteilung in:

schmal   mittel   breit

✍ **Wie würdest du deine Körperform bezeichnen? Kreise ein!**

Durch Training lässt sich die Körperform bis zu einem gewissen Grad verändern. Es ist aber eher unwahrscheinlich, dass eine schmale Person durch Training zu einer Gewichtheberfigur kommt. Daraus ergibt sich, dass die Körperform bei der Wahl von Sportarten einen gewissen Einfluss hat. In den Medien wird einigen Sportarten oft ein bestimmtes Lebensgefühl zugeschrieben. Dabei spielen die Zur-Schau-Stellung des Körpers und bestimmte Accessoires (Kleidung, Sportgeräte) eine wichtige Rolle.

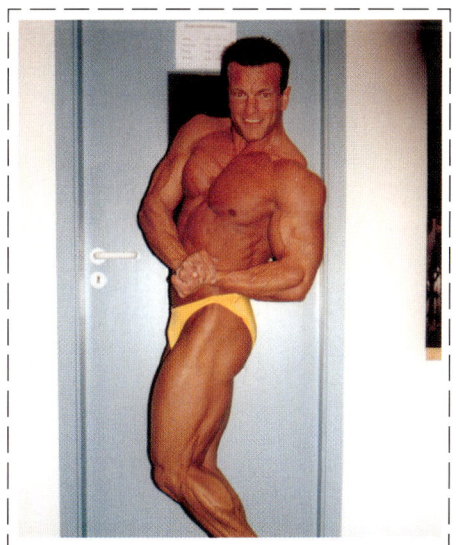

✍ **Welches Lebensgefühl vermittelt dieses Bild?**

✍ **Wie stehst du zur Verknüpfung von Sport, Körperdarstellung, bestimmten Accessoires und Lebensgefühl?**

ERNÄHRUNG → BEWEGUNG → GESUNDHEIT

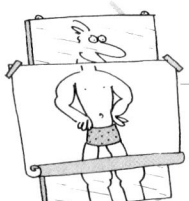

Körperwahrnehmung mit allen Sinnen

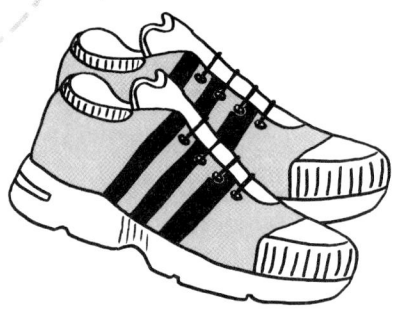

⏱ **Bringe einem Freund eine (neue) Bewegung bei. Wie lernt er diese neue Bewegung?**

⏱ **Welche Sinne werden dabei eingesetzt?**

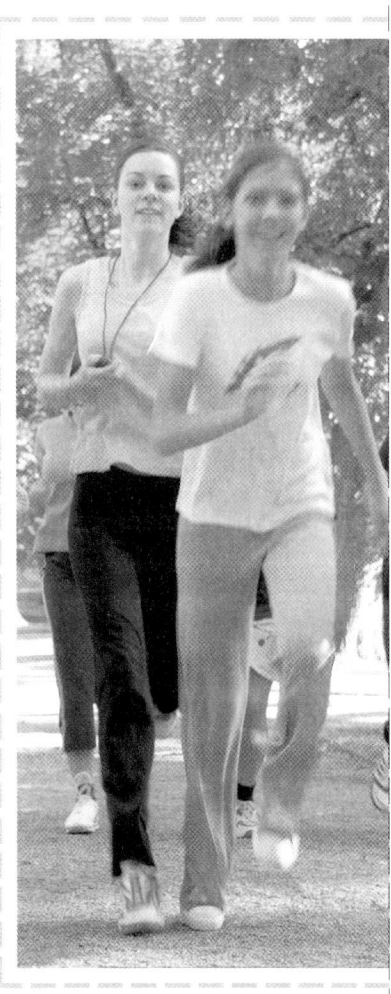

Wichtig ist, dass

➤ du dich bewegst,

➤ du eine Sportart wählst, die dir liegt und die deinen Fähigkeiten entgegenkommt,

➤ dir deine Sportart Freude bereitet.
Das Schöne dabei ist, dass du damit auch etwas für deine Gesundheit machst.

⇨ Die Sinneswahrnehmung beim Menschen erfolgt

➤ über das Auge, z.B. eine Bewegung sehen und nachmachen,

➤ über das Ohr, z.B. auf den Startschuss hin losrennen,

➤ über die Haut, z.B. Körperkontakt in einem Spiel spüren,

➤ über das Gleichgewichtsorgan im Innenohr, z.B. bei einer Rolle vorwärts herausfinden, wo oben und wo unten ist,

➤ über die Muskeln, z.B. wann man bei einem Sprung anspannt/entspannt,

➤ über den Geruchs- und Geschmackssinn (steht beim Sich-Bewegen weniger im Vordergrund, hat aber eine wichtige Funktion bei der Auswahl von Lebensmitteln und Speisen).

Du spürst deinen Körper besser, wenn du alle deine Sinne einsetzt und Gefühle bewusst wahrnimmst.

⇨ Mit einer guten Körperwahrnehmung

➤ kannst du Bewegungsaufgaben besser lösen (z.B. hilfreich beim Erlernen des Saltos),

➤ lernst du dich besser kennen (z.B. welche Sportarten bei dir Zufriedenheit auslösen),

➤ nimmst du Signale deines Körpers besser wahr (z.B. Schmerz, Bedürfnis nach Bewegung),

➤ entsteht ein natürliches Verhältnis zu deinem Körper (z.B. sich so annehmen, wie man ist),

➤ spürst du die Körpersignale „Hunger", „Appetit" und „Sättigung" besser. So läufst du weniger Gefahr, dich zu „überessen" oder vor lauter Hunger nicht mehr leistungsfähig zu sein.

© Verlag an der Ruhr ♻ Postfach 102251 ♻ 45422 Mülheim an der Ruhr ♻ www.verlagruhr.de ♻ ISBN 3-86072-934-9

Sich selbst spüren und entspannen

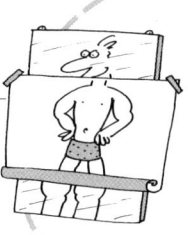

Mindestens genauso wichtig wie eine gesunde Ernährung und ausreichend Bewegung ist es, sich selbst zu spüren und sich entspannen zu können. Unter Entspannung versteht man das Gegenteil von Anspannung. Das kannst du z.B. spüren, wenn du die Muskeln an der Hand anspannst und dann wieder locker lässt. Es gibt verschiedene Techniken, um sich zu entspannen. Aber auch durch bestimmte Freizeitaktivitäten können wir gut entspannen. Für den einen ist Lesen entspannend, der andere kann beim Musikhören gut „abschalten". Entspannung betrifft also nicht nur den Körper, auch der Geist braucht ab und zu Ruhe.

✐ **Warum ist körperliche und geistige Entspannung wichtig für uns?**

✐ **Wie wichtig ist Entspannung für dich? Wie viel Platz räumst du ihr in deinem Leben ein? Was empfindest du als entspannend?**

✐ **„Autogenes Training, progressive Muskelentspannung, Meditation": Informiert euch in Gruppen im Internet über diese und andere Entspannungstechniken und stellt sie euch gegenseitig vor.**

Zum Ausprobieren:

„Als Detektiv im eigenen Körper – eine kleine Entdeckungsreise nach innen ..."

⇨ Zeitlupentempo

➤ Du gehst so langsam wie möglich, bist aber immer in Bewegung.

➤ Atme dabei langsam und tief ein und aus.

➤ Achte auf deine Bewegungen (Wie setzt du den Fuß auf? Wie rollst du ab? Was machen deine Arme? Dein Oberkörper? Dein Kopf? Wie fühlt sich deine Atmung an? Wirst du ruhig? Unruhig? Horche nach innen, horche nach außen).

➤ Nach ca. 5 Minuten bleibst du stehen und schließt die Augen. Wie fühlst du dich?

⇨ Spiegelbild

➤ Du suchst dir eine Person, die sich dir gegenüber hinstellt (rund 1,5 m Distanz).

➤ Stellt euch vor, zwischen euch sei ein Spiegel.

➤ Du machst nun einfache Bewegungen, dein Gegenüber macht sie spiegelbildlich nach.

➤ Mit der Zeit kannst du schwierigere Formen zeigen (z.B. dich drehen, hoch- oder tiefgehen, schnellere Bewegungen).

➤ Nach 3–5 Minuten hältst du an und ihr tauscht eure Erfahrungen aus.

➤ Dann wechselt ihr die Rollen.

➤ Ihr könnt bei dieser Übung auch ruhige Musik abspielen.

Eine gute Körperwahrnehmung bringt Vorteile beim Erlernen neuer Bewegungen und Sportarten, aber auch bezüglich deiner Gesundheit und Zufriedenheit.

Selbstcheck: Auszeit – Zeit für mich

Bisher hast du bereits einiges über dich erfahren.

Du weißt nun,
➤ was Wohlbefinden und Gesundheit sind und wann du dich wohl fühlst.
➤ wie viel du dich bewegst und wofür Bewegung sinnvoll ist.
➤ wie gut du dich ernährst und welche Vorteile eine richtige Ernährungsweise hat.

Du hast dich beschäftigt
➤ mit deiner Vorstellung von Schönheit und Figur.
➤ mit inneren und äußeren Werten.
➤ mit deinem BMI und damit, wie wohl du dich mit deinem Gewicht fühlst.
➤ mit deiner Körperwahrnehmung und Entspannungsmöglichkeiten.

Wenn du mehr darüber wissen möchtest, informiere dich im Internet über weitere Lern- und Kreativitätstechniken, wie Brainstorming, Clustering etc.

Bevor du dich weiter mit dem Thema beschäftigst, solltest du dir noch einmal Folgendes deutlich machen (nur für dich, du musst dich darüber nicht mit den anderen austauschen):

⏱ **Was weißt du nun über dich und dein Ernährungs- und Bewegungsverhalten?**

⏱ **Wie ist deine Einstellung zu äußerer Schönheit und inneren Werten?**

⏱ **Wie gut ist deine Körperwahrnehmung und wie wichtig ist Entspannung für dich?**

⏱ **Wie zufrieden bist du mit deiner Situation? Was findest du gut? Was möchtest du vielleicht ändern?**

⏱ **Welche Erwartungen hast du an den folgenden Teil? Was möchtest du gerne noch erfahren?**

⇨ Tipp: Gedanken und Ideen fließen lassen

Wenn man sich mit einem Thema beschäftigt, ist es immer sehr wichtig, sich klarzumachen, was man schon alles über das Thema weiß, was man noch wissen möchte und was einem so alles einfällt, wenn man das Thema hört. Denn dann fällt es dir leichter, neue Dinge zu lernen, da du an bereits vorhandenes Wissen anknüpfen kannst. So kannst du z.B. nach jedem Kapitel oder größeren Lerneinheiten verfahren. Du kannst so auch feststellen, wie viel du bisher gelernt hast und was du dir noch einmal anschauen solltest (z.B. für eine Prüfungsvorbereitung). Es gibt verschiedene Methoden, mit denen du dir deinen bisherigen Wissensstand klarmachen kannst.

Du kannst z.B. auf einem weißen Blatt Papier erst einmal alles aufschreiben, was dir zu einem bestimmten Thema einfällt (z.B. Schönheitsideale). Lass deine Gedanken fließen und schreibe ohne Bewertung einfach alles auf – dabei gibt es kein „richtig" oder „falsch"! Gib dir eine bestimmte Zeit hierfür (z.B. 10 Min.). Dann kannst du anfangen, deine Begriffe zu sortieren. Vielleicht findest du verschiedene Oberbegriffe, unter denen sich deine Ideen sortieren lassen (z.B. „Mein Schönheitsbegriff", „Andere Kulturen" ...). Nun kannst du eine Art „Baum" von deinem Thema zeichnen. Ein großer Stamm zeigt an, worum es bei dem Thema geht; verzweigende Äste zeigen an, welche anderen Themen noch alle dazu gehören und die einzelnen Blätter stehen für die jeweiligen Unterbegriffe, die du gefunden hast.

© Verlag an der Ruhr ❀ Postfach 102251 ❀ 45422 Mülheim an der Ruhr ❀ www.verlagruhr.de ❀ ISBN 3-86072-934-9

Energiebilanz

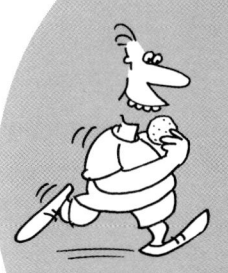

„Energy Drinks“

„Low Carb“

„Der Mensch ist, was er isst.“

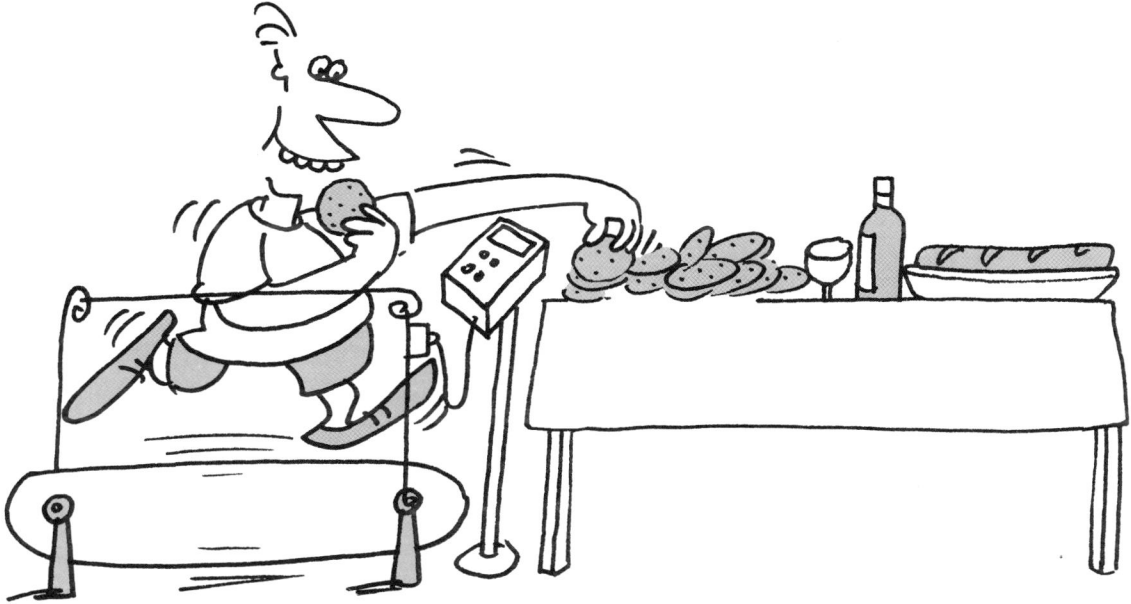

„Low Fat“

„Input – Output“

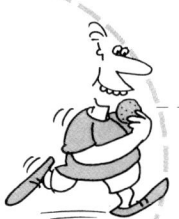

Energie durch Nahrungsmittel

Außer für Bewegung und Muskelarbeit benötigt der Körper Energie für verschiedene Vorgänge wie Denken, Verdauung und zur Aufrechterhaltung der Körpertemperatur. Kaum zu glauben eigentlich: Aber die Energiequelle dafür sind die Nahrungsmittel.

Es sind vor allem drei Stoffarten, die uns die notwendige Energie für unser Leben liefern: die **Kohlenhydrate**, die **Eiweiße** und die **Fette**. Durch den Abbau dieser Stoffe im Körper entsteht Energie. Diese Energie kann man auch mit **Maßeinheiten** angeben. Schaue hierzu auf S. 91 nach. Während **Kohlenhydrate** hauptsächlich Energielieferanten sind, brauchen wir **Eiweiße** auch zur Zell- und Gewebeerneuerung und **Fette**, um Vitamine verfügbar zu machen und unsere Organe zu schützen. Neben diesen drei Stoffarten enthalten Nahrungsmittel auch noch andere Substanzen, die unser Körper benötigt, wie **Vitamine** und **Mineralstoffe**, **Nahrungsfasern** und **Wasser**. Diese **Stoffe** erfüllen unterschiedliche Aufgaben im Körper und können einander nicht einfach ersetzen. Einiges hierzu hast du bereits auf S. 18 erfahren. Wenn du mehr wissen möchtest, schau einfach mal auf S. 88 (Basics) nach.

➤ Durch Ernährung führen wir unserem Körper Energie zu, durch Bewegung verbrauchen wir diese wieder. Versuche einmal dir vorzustellen, du solltest deinem Körper 420 kJ/100 kcal zuführen bzw. diese Menge auch wieder verbrauchen:

➤ **Ernährung**
Nimm 420 kJ/100 kcal auf. Von welchem Nahrungsmittel würdest du für diese Energiemenge am meisten nehmen? (Setze eine 1.) Erstelle so eine Reihenfolge von 1–10.

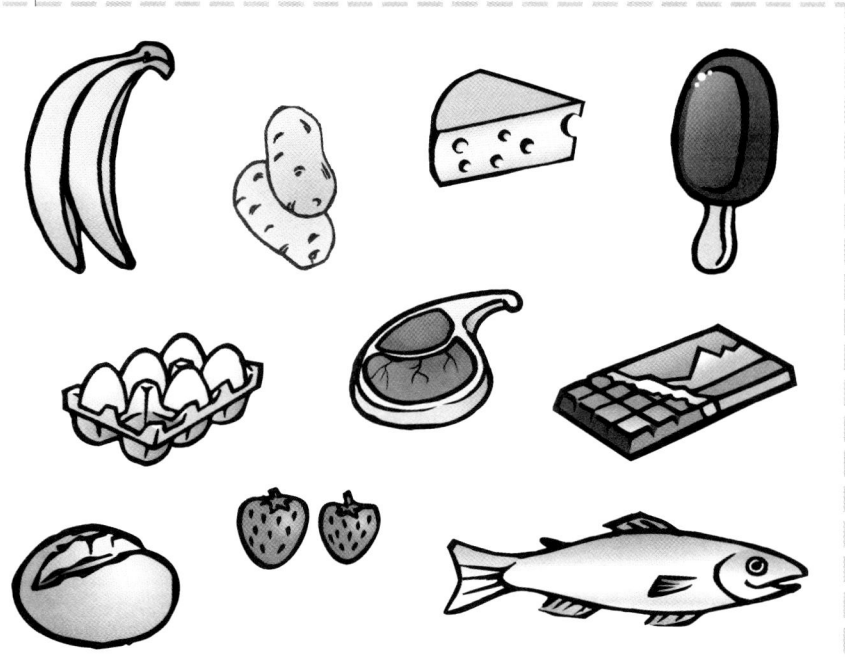

➤ **Bewegung**
Verbrauche 420 kJ/100 kcal. Mit welcher Tätigkeit glaubst du am schnellsten zum Ziel zu kommen? (Setze eine 1.) Erstelle so eine Reihenfolge von 1–10.

☐ Tischtennis spielen	☐ Staub saugen
☐ Tanzen, Disco/Modern Dance	☐ Liegen
☐ Billard spielen	☐ Laufen, 12 km/h
☐ Basketball spielen (Freizeit)	☐ Fahrradfahren, 15 km/h
☐ Mathe-Prüfung schreiben	☐ Gehen, 5,6 km/h

(Lösung S. 96)

© Verlag an der Ruhr ❀ Postfach 102251 ❀ 45422 Mülheim an der Ruhr ❀ www.verlagruhr.de ❀ ISBN 3-86072-934-9

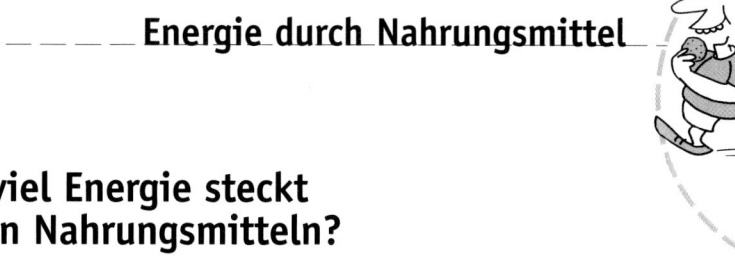

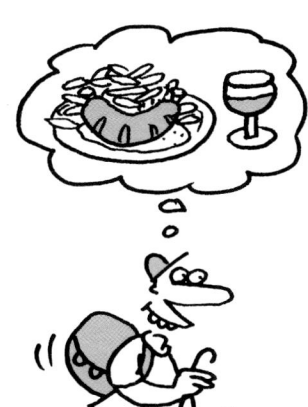

Wie viel Energie steckt in den Nahrungsmitteln?

Darum geht's:

Berechnet, in wie viel Gramm (des zu bestimmenden) Nahrungsmittels 420 kJ/100 kcal enthalten sind!

⏀ **Bereitet vor:**

Nahrungsmittelpyramide (S. 89 + Basics S. 90), Nährwerttabelle (z.B. von der Deutschen Gesellschaft für Ernährung); Nährwertdatenbank (z.B. im Internet: *www.fettrechner.de*); Nährwertangaben auf vorverpackten Lebensmitteln), Taschenrechner, evtl. Küchenwaage.

⏀ **Macht eine Tabelle mit folgenden Kategorien:**

➤ Nahrungsmittelgruppe

➤ Nahrungsmittel, kJ/kcal je 100 g

➤ Menge in g für 420 kJ/100 kcal

⏀ **Wählt aus jeder Gruppe der Pyramide mindestens ein Nahrungsmittel aus.**

⏀ **Notiert die Nahrungsmittel. Achtet dabei auf die genaue Bezeichnung.**

⏀ **Schlagt den Energiegehalt nach und tragt ihn ein.**

⏀ **Berechnet die Nahrungsmittelmenge, die 420 kJ/100 kcal Energie liefert.**

Beispiel

Schwarzbrot:

100 g enthalten 782 kJ. Wie viel g muss man essen, um dem Körper 420 kJ zuzuführen?

$$420 \text{ kJ} = \frac{100 \times 420}{782}$$

$$= 53,7 \text{ g}$$

➡ *Ergebnisse*

⏀ **Stellt eure Resultate dar:**

➤ als Liste, Plakat, Folie, als Computergrafik (Tabellenkalkulation),

➤ in Form einer kleinen Ausstellung mit den abgewogenen Nahrungsmitteln (auf Hygiene achten, evtl. mit Klarsichtfolie abdecken),

➤ als Quiz: Welche Gewichtsangabe gehört zu welchem Lebensmittel?,

➤ als Gegenüberstellung zum Arbeitsauftrag „Energiebilanz ausgleichen", S. 38.

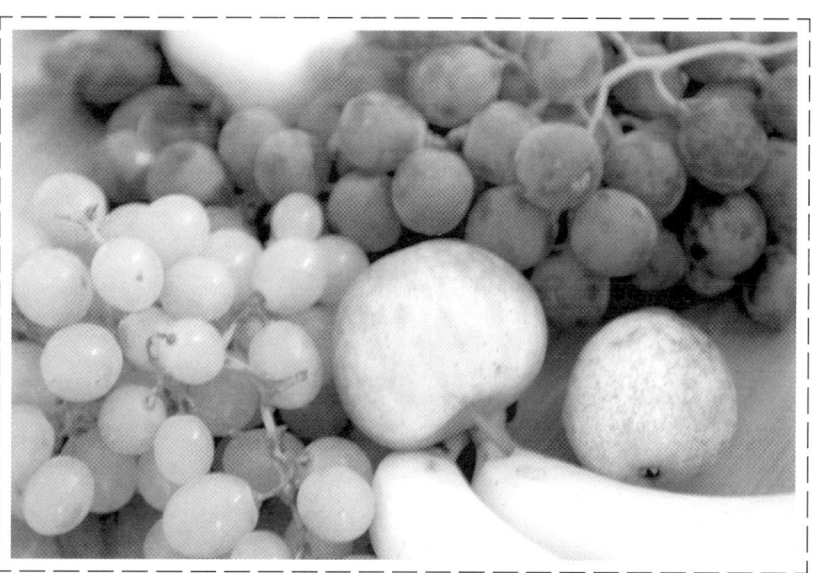

© Verlag an der Ruhr ⏀ Postfach 102251 ⏀ 45422 Mülheim an der Ruhr ⏀ www.verlagruhr.de ⏀ ISBN 3-86072-934-9

Energiebedarf

Der Energiebedarf gibt uns an, wie viel Energie wir zum Beispiel an einem Tag zum Leben benötigen. Die folgenden Beispiele zeigen dir, wie unterschiedlich unser täglicher Energiebedarf sein kann:

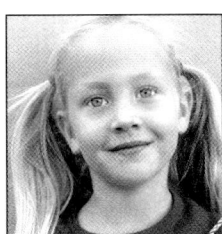

Lea, 5 J.
7 100 kJ
1 700 kcal

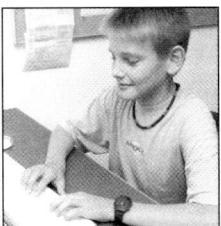

Oliver, 13 J.
10 500 kJ
2 500 kcal

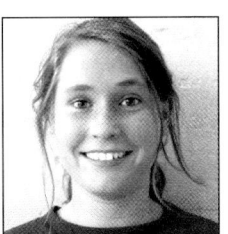

Ania, 15 J.
12 600 kJ
3 000 kcal

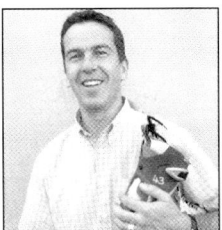

Herr Z., 35 J.
16 800 kJ
4 000 kcal

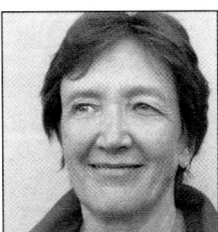

Frau I., 55 J.
8 400 kJ
2 000 kcal

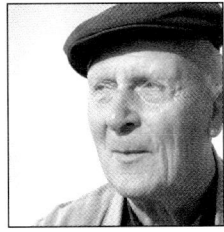

Herr O., 75 J.
8 000 kJ
1 900 kcal

Warum ist der tägliche Energiebedarf so unterschiedlich?

Der Energieverbrauch variiert von Person zu Person. Genau messen lässt er sich nur mit sehr großem Aufwand. Alle Angaben zum Energieverbrauch sind Richtwerte und gelten für eine bestimmte Personengruppe. Der Energieverbrauch setzt sich zusammen aus **Grundumsatz** und **Leistungsumsatz**.

1. Grundumsatz (GU)

Der menschliche Körper verbraucht fortwährend Energie. Auch bei völliger Ruhe und im Schlaf schlägt das Herz, arbeiten Stoffwechsel und Verdauung und die Körpertemperatur wird reguliert. Als Grundumsatz bezeichnet man den Energiebedarf zur Aufrechterhaltung dieser lebensnotwendigen Vorgänge.

Der Grundumsatz ist abhängig von:

Alter .... Der GU sinkt mit zunehmendem Alter (Stoffwechseltätigkeit nimmt ab).

Geschlecht .... Männer haben tendenziell einen höheren GU als Frauen, da sie mehr Muskelmasse haben.

Körperoberfläche ..... Je größer die Oberfläche ist, desto größer ist die Wärmeabstrahlung und somit der GU.

➪ In diesen Situationen erhöht sich der GU:

➤ Zunahme der Muskelmasse bei Sportlern,

➤ Fieber, Krankheit,

➤ Menstruation,

➤ Schwangerschaft,

➤ Stress, Nervosität,

➤ sehr kaltes oder sehr heißes Klima,

➤ Schilddrüsenüberfunktion (Krankheit),

➤ Nikotin, Koffein.

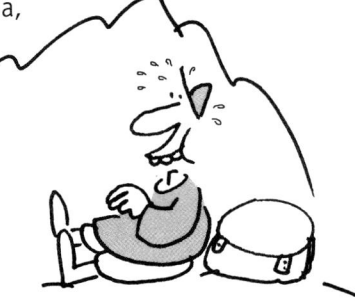

© Verlag an der Ruhr ☺ Postfach 102251 ☺ 45422 Mülheim an der Ruhr ☺ www.verlagruhr.de ☺ ISBN 3-86072-934-9

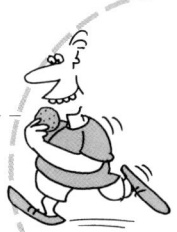

© Verlag an der Ruhr ◯ Postfach 102251 ◯ 45422 Mülheim an der Ruhr ◯ www.verlagruhr.de ◯ ISBN 3-86072-934-9

Bei Personen, die sich nicht oder wenig bewegen, macht der Grundumsatz den größten Teil des Energieverbrauches aus. Einfache Faustregel zum Schätzen des Grundumsatzes:
Frauen: *88 kJ/21 kcal je kg Körpergewicht/Tag*
Männer: *100 kJ/24 kcal je kg Körpergewicht/Tag*

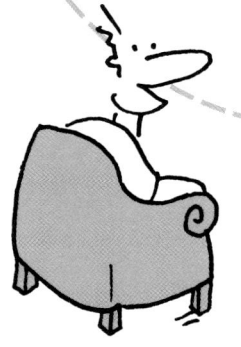

🠖 *In diesen Situationen sinkt der GU:*

➤ Abnahme der Muskelmasse, z.B. nach Hunger-Diäten und Fasten,
➤ depressive Verstimmungen,
➤ gewisse Medikamente,
➤ Schilddrüsenunterfunktion (Krankheit).

🕐 **Errechne deinen Grundumsatz in kJ/kcal!**

2. Leistungsumsatz (LU)

Der Leistungsumsatz bezeichnet den Energiebedarf für zusätzliche Leistungen, vor allem für Muskeltätigkeit.
Darunter fallen die Berufstätigkeit, die Freizeitaktivitäten und die sportlichen Leistungen.

3. Der Gesamtenergiebedarf

Der Gesamtenergiebedarf ergibt sich aus dem errechneten Grundumsatz, der mit einem Faktor für den Leistungsumsatz multipliziert wird.

Tabelle: Faktor für den Leistungsumsatz

Aktivität im Beruf			
Aktivität in der Freizeit	leicht (Frau/Mann)	mäßig (Frau/Mann)	schwer (Frau/Mann)
inaktiv	1,4/1,4	1,5/1,6	1,5/1,7
mässig aktiv	1,5/1,5	1,6/1,7	1,6/1,8
sehr aktiv	1,6/1,6	1,7/1,8	1,7/1,9
(nach Paolo M. Suter: Checkliste Ernährung)			

🕐 **Schätze deinen Gesamtenergiebedarf!**

Berechnungsbeispiel

Aktivität im Beruf:
„Schüler sein" gilt als leichte Arbeit → Spalte „leicht"

Aktivität in der Freizeit:
Sport treiben (wöchentlich mehr als 6 Std. Training)
→ Zeile „sehr aktiv"

Der errechnete Grundumsatz (z.B. 5 500 kJ/1 315 kcal) kann also mit dem Faktor 1,6 multipliziert werden (= 8 800 kJ/ 2 100 kcal). Das Resultat ist dann der **Gesamtenergiebedarf.**

Alle diese Zahlen sind nur Schätzungen. Sie zeigen auf, wie viel Energie du am Tag benötigst bzw. verbrauchst. Dein Energieverbrauch ist aber nur eine Seite. Interessant ist vor allem die

Energiebilanz, d.h. das Zusammenspiel von Energiezufuhr und -verbrauch. Mehr hierzu gibt es auf Seite 38.

Die Energiebilanz ausgleichen

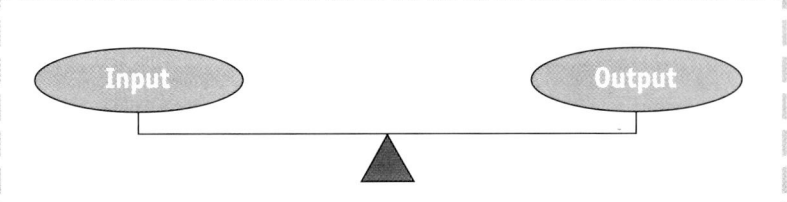

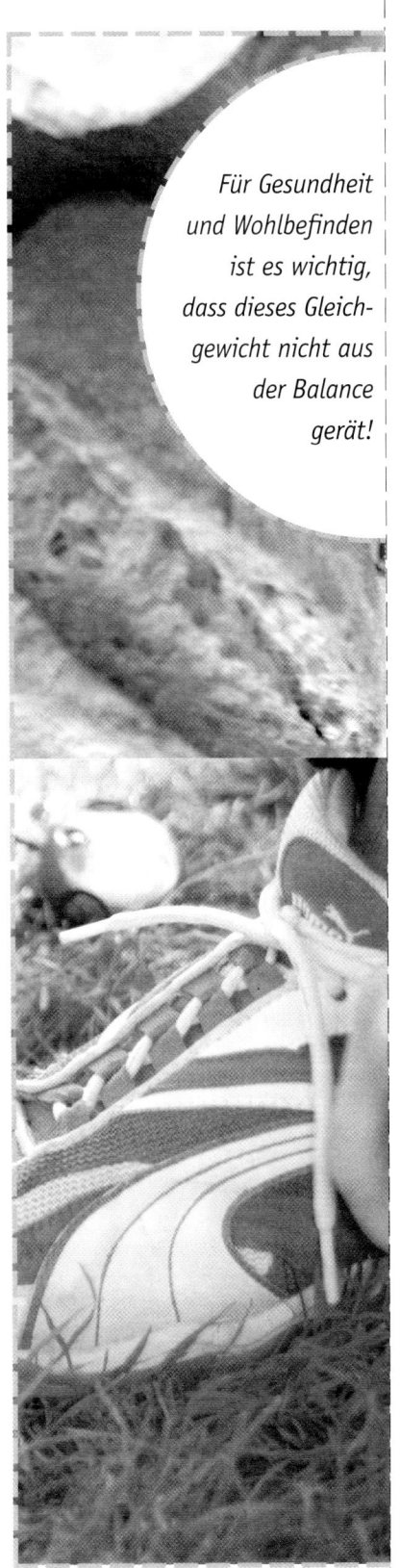

Für Gesundheit und Wohlbefinden ist es wichtig, dass dieses Gleichgewicht nicht aus der Balance gerät!

✎ Beschreibe mit deinen eigenen Worten, was die Abbildung darstellt!

✎ Im Gleichgewicht: Wann ist die Energiebilanz ausgeglichen? (Lösungen S. 96)

✎ Nicht nur bei Zufuhr und Verbrauch, sondern auch in anderen Lebensbereichen tut uns eine ausgeglichene Bilanz gut. Suche weitere Beispiele, in denen es ein Gleichgewicht zwischen zwei Dingen oder Gefühlen gibt (z.B. Trauer und Freude ...).

Energiebilanz zum Anfassen – 2 Versuche

⇨ *Darum geht's bei Versuch 1*

✎ Berechne, wie lange du laufen musst, um die aufgenommene Energiemenge von 420 kJ/100 kcal zu verbrauchen!

✎ Bereite vor:

Bei der Aufgabe „Wie viel Energie steckt in den Nahrungsmitteln?" (S. 35) hast du Nahrungsmittelmengen berechnet, die 420 kJ/100 kcal liefern. Wähle ein Nahrungsmittel aus.

✎ Berechne anhand der Tabelle auf Seite 39 individuell für dein Gewicht, wie lange es dauert, um beim Laufen (mittleres Tempo) die aufgenommene Energie dieses Nahrungsmittels zu verbrauchen.

Beispiel:

Eine Person wiegt 50 kg. Beim Laufen (12 km/h) verbraucht sie pro Minute 10,8 kcal. Bei Aufnahme eines Nahrungsmittels von 100 kcal muss sie (100 : 10,8) 9 Minuten mittleres Tempo laufen, um die aufgenommene Energie zu verbrennen.

© Verlag an der Ruhr ✆ Postfach 102251 ✆ 45422 Mülheim an der Ruhr ✆ www.verlagruhr.de ✆ ISBN 3-86072-934-9

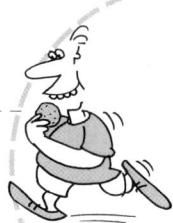

Tabelle „Energieverbrauch bei unterschiedlichem Körpergewicht"

kg Körpergewicht	45	50	52	55	57	59	61	66	70	75	77	82	84
Tätigkeit	Energieverbrauch in kcal pro Minute												
Sitzen/Schreiben	1,0	1,1	1,1	1,2	1,2	1,2	1,3	1,4	1,5	1,6	1,6	1,7	1,8
Badminton Freizeit	3,6	4,0	4,2	4,4	4,6	4,7	4,9	5,3	5,6	6,0	6,2	6,6	6,7
Basketball Freizeit	4,5	5,0	5,4	5,7	6,0	6,2	6,4	6,9	7,3	7,9	8,1	8,5	8,8
Fußball	5,9	6,6	6,9	7,2	7,5	7,8	8,1	8,7	9,3	9,9	10,2	10,8	11,1
Laufen (12 km/h)	10,0	10,8	11,1	11,7	12,1	12,5	12,9	13,8	14,6	15,6	16,0	16,9	17,3
Radfahren (15 km/h)	4,5	5,0	5,2	5,5	5,7	5,9	6,1	6,6	7,0	7,5	7,7	8,2	8,4
Inlineskaten (15 km/h)	4,2	4,6	4,8	5,1	5,3	5,5	5,7	6,1	6,6	7,0	7,2	7,6	7,9
Tischtennis	3,4	3,8	4,0	4,1	4,3	4,5	4,7	5,0	5,4	5,7	5,9	6,3	6,4
Volleyball Freizeit	2,9	3,2	3,3	3,5	3,6	3,8	3,9	4,2	4,5	4,8	5,0	5,3	5,4
Wandern mit Rucksack (5 km/h)	4,5	5,0	5,2	5,4	5,6	5,9	6,1	6,6	7,0	7,5	7,7	8,2	8,4
Gehen (5,6 km/h)	4,0	4,3	4,5	4,7	4,9	5,1	5,2	5,7	6,0	6,5	6,6	7,0	7,2

(nach M. Williams und nach Lippincott Williams & Wilkins. Die Werte in der Tabelle sind Durchschnittswerte!)

➡ *Darum geht's bei Versuch 2:*

Berechne, für welche Spieldauer ein Riegel Schokolade oder eine Banane oder ein Müsliriegel die Energie liefert?

⏀ Diesen Versuch macht ihr in der Gruppe. Wählt ein Spiel aus (Badminton, Basketball, Tischtennis, Volleyball, Fußball).

⏀ Versucht, den Energiegehalt der Nahrungsmittel und die Spieldauer zu schätzen.

⏀ Schlagt den Energiegehalt nach und berechnet, wie lange ihr spielen könnt (Berechnung wie beim Versuch 1).

⏀ Nach dem Spiel dürft ihr euch die verbrauchte Energie wieder zuführen.

Auswertung	Versuch 1 (allein) Laufen	Versuch 2 (in der Gruppe) Spielen
Nahrungsmittel		
kcal-Gehalt je 100 g Nahrungsmittel		
Nahrungsmittelmenge in g für 100 kcal		
meine Bewegungsart		
Kalorienverbrauch pro Minute		
Dauer der Bewegungsausführung		

© Verlag an der Ruhr ⏀ Postfach 102251 ⏀ 45422 Mülheim an der Ruhr ⏀ www.verlagruhr.de ⏀ ISBN 3-86072-934-9

Positive und negative Energiebilanz

1. Positive Energiebilanz

Hast du auch schon mal viel zu viel gegessen, weil das Essen so gut war, z.B. an deinem Geburtstag oder über Festtage? Dann hattest du an diesen Tagen eine positive Energiebilanz, das heißt, du hast dir mehr Energie zugeführt, als du verbraucht hast. Dies alleine hat aber wohl kaum zu einer Gewichtszunahme geführt. Wenn man aber über längere Zeit zu viel isst, wird überschüssige Energie im Körper gespeichert, überwiegend in Form von Fett. Dies bewirkt längerfristig eine Gewichtszunahme. Der prozentuale Anteil von Fett und Muskeln an der gesamten Körpermasse verändert sich, oft zu Ungunsten der Muskulatur (s. Abbildung).

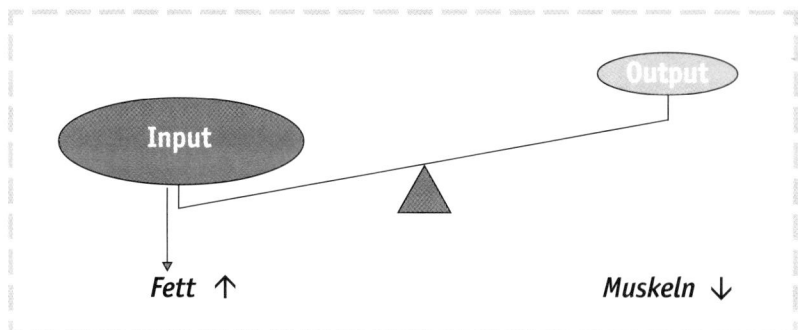

Ein paar Versuche zur Gewichtszunahme

In den folgenden Versuchen erlebst du, welchen Einfluss eine plötzliche Gewichtszunahme auf deine Leistungsfähigkeit hat.

Du benötigst dazu ein Zusatzgewicht von rund 5 kg (Rucksack, Gewichtsweste). Statt der vorgeschlagenen Übungen kannst du auch eigene wählen.

➡️ Aufgabe 1: „Masse und Ausdauer"

⏱ **Lauf eine bestimmte Strecke (z.B. 2 km) ohne Zusatzgewicht in mittlerem Tempo (Puls 150–160) und messe die Zeit. Trage die Werte in die Tabelle ein.**

⏱ **Dann legst du das Zusatzgewicht an und machst den Versuch nochmals genau gleich. Wie hat sich das Zusatzgewicht ausgewirkt?**

	Zeit ohne Zusatzgewicht	Zeit mit Zusatzgewicht	Befindlichkeit ohne Zusatzgewicht	Befindlichkeit mit Zusatzgewicht	Bemerkungen
2-km-Lauf					
Eigene Ausdauerform					

Werte für Befindlichkeit:

1 = sehr, sehr gut,	6 = eher schlecht,
2 = sehr gut,	7 = ziemlich schlecht,
3 = gut,	8 = schlecht,
4 = ziemlich gut,	9 = sehr schlecht,
5 = eher gut,	10 = sehr, sehr schlecht

© Verlag an der Ruhr ✆ Postfach 102251 ✆ 45422 Mülheim an der Ruhr ✆ www.verlagruhr.de ✆ ISBN 3-86072-934-9

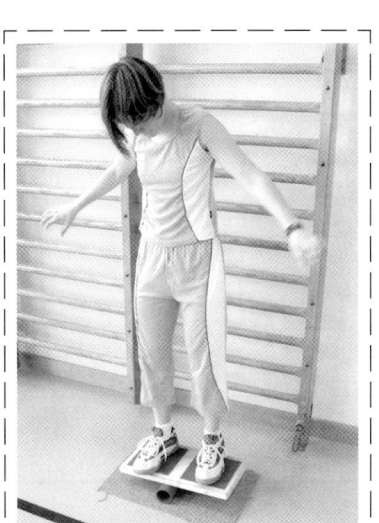

© Verlag an der Ruhr ✆ Postfach 102251 ✆ 45422 Mülheim an der Ruhr ✆ www.verlagruhr.de ✆ ISBN 3-86072-934-9

⇨ Aufgabe 2 „Masse und Schnellkraft"

✆ **Du kletterst so schnell wie möglich eine Kletterstange hoch, oben angekommen, wird die Zeit gestoppt. Trage das Ergebnis in die Tabelle unten ein.**

✆ **Nun machst du das Gleiche mit Zusatzgewicht. Wie hat sich das Zusatzgewicht ausgewirkt?**

Oder mache den Versuch mit dem Beugehang: Baue ein Reck oder eine andere Hangvorrichtung ca. auf Kopfhöhe auf, gehe direkt in den Beugehang und versuche, dich so lange wie möglich zu halten. Stoppe die Zeit dann, wenn sich das Kinn unter die Stange senkt.

⇨ Aufgabe 3 „Masse und Geschicklichkeit"

✆ **Führe die folgenden Übungen mehrmals durch, jeweils mit und ohne Zusatzgewicht:**
- ➤ **Lege ein Rohr unter ein Brett. Balanciere auf dem Brett und miss die Zeit, der beste Versuch zählt.**
- ➤ **Fahre auf dem Trimm-dich-Fahrrad eine bestimmte Strecke vorwärts und rückwärts, miss die Zeit, der beste Versuch zählt.**
- ➤ **Spiel mit jemandem Tischtennis (oder Streetball).**

✆ **Trage die Werte in die Tabelle unten ein. Wie hat sich das Zusatzgewicht jeweils ausgewirkt?**

	Zeit ohne Zusatzgewicht	Zeit mit Zusatzgewicht	Befindlichkeit ohne Zusatzgewicht	Befindlichkeit mit Zusatzgewicht	Bemerkungen
Stangen-klettern					
Beugehang					
Eigene Schnellkraft-form					
Balancieren					
Fahrradfahren					
Tischtennis	/////	/////			
Eigene Geschick-lichkeitsform					

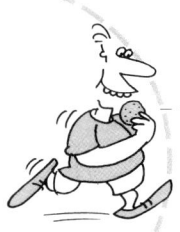

2. Negative Energiebilanz

Warst du mal einige Tage lang krank und hattest darum wenig gegessen? Wie hast du dich auf dem Weg zur Besserung gefühlt? Es ist möglich, dass du dich noch zwei oder mehrere Tage lang nicht richtig fit gefühlt hast. Vielleicht war eine negative Energiebilanz schuld an dieser körperlichen Schwäche: Während der Krankheit hast du dir zu wenig Energie zugeführt. Über längere Zeit mehr Energie verbrauchen als zuführen führt zu einem

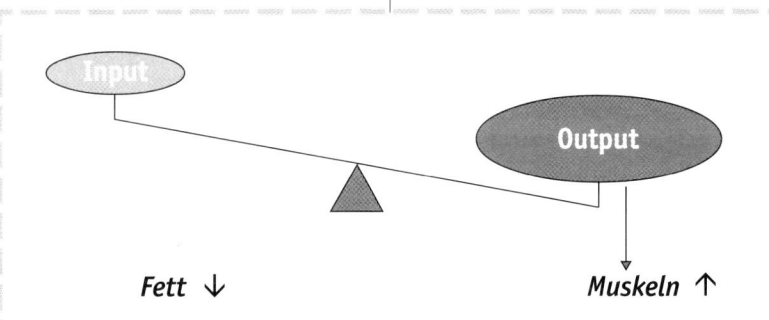

Fett ↓   Muskeln ↑

Gewichtsverlust. Das hat Auswirkungen auf den prozentualen Anteil von Fett und Muskeln am Körpergewicht. Mehr Energie verbrauchen als aufnehmen kann der Mensch, indem er sich in Arbeit und Freizeit stärker körperlich aktiv betätigt. Muskeltraining hat selbstverständlich günstige Auswirkungen auf den prozentualen Anteil der Muskulatur an der gesamten Körpermasse. Zudem wird die Energie, die für diesen gesteigerten Output gebraucht wird, zunehmend aus den gespeicherten Fettreserven des Körpers bezogen, womit sich der prozentuale Fettanteil verringert (Abbildung oben).

Eine negative Energiebilanz ergibt sich auch bei stark verminderter Energiezufuhr (Hungerdiäten), dabei wird möglicherweise nicht nur Fett abgebaut, sondern auch Muskelmasse. Die Gefahr ist groß, dass dadurch die Pubertätsentwicklung verzögert wird und sich sogar eine Essstörung entwickelt.

Aus gesundheitlicher Sicht soll eine ausgeglichene Energiebilanz angestrebt werden. Sowohl drastische und kurzfristige Veränderungen dieser Energiebilanz als auch ein längerfristiges Ungleichgewicht zwischen Output und Input können die Gesundheit schädigen.

3. Positive und negative Energiebilanz über einen längeren Zeitraum

Über- und Untergewicht können die Folge einer längerfristig positiven bzw. negativen Energiebilanz sein. Im Sport gibt es einige Disziplinen, bei denen es erwünscht ist, wenn die Sportler an Gewicht zunehmen oder ver-

lieren. Doch welche Auswirkungen hat dies auf die Leistungsfähigkeit der Sportler? Beim Kunstturnen, der Rhythmischen Sportgymnastik, dem Skispringen oder Langstreckendisziplinen wie dem Marathonlaufen z.B. wird oft ein tiefes Körpergewicht angestrebt in der Annahme, dass jedes zusätzliche Kilogramm leistungsmindernd sei. Demgegenüber stehen Sport-

arten, bei denen ein hohes Gewicht für die Leistungsverbesserung angestrebt wird (z.B. Kugelstoßen, Hammerwerfen, Sumo-Ringen). Eine Gewichtszunahme bzw. -abnahme mag bis zu einem gewissen Grad die erhofften Leistungen bringen, irgendwann ist aber ein kritischer Punkt erreicht, bei dem die Leistungsfähigkeit sinkt und die Gesundheit stark gefährdet ist.

© Verlag an der Ruhr 🖋 Postfach 102251 🖋 45422 Mülheim an der Ruhr 🖋 www.verlagruhr.de 🖋 ISBN 3-86072-934-9

Mahlzeit! Aber bitte ausgewogen.

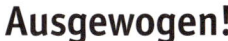

- ⏱ **Angepasste Energiezufuhr – alle Bedingungen erfüllt?**

- ⏱ **Warum reicht es nicht aus, Nahrungsmittel einfach nur danach auszuwählen, wie viel Energie sie uns liefern?**

- ⏱ **Schaue hierzu auch noch einmal auf Seite 18 nach!**

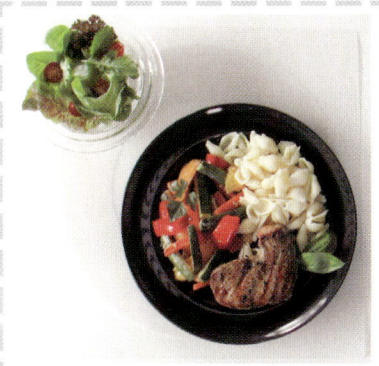

Ausgewogen!

Eine einzelne Mahlzeit wird kaum je alle Nährstoffe im exakt richtigen Verhältnis enthalten und das ist auch nicht notwendig. Wer seine Nahrungsmittel über den Tag verteilt und in etwa einem Verhältnis wählt, wie es die Nahrungsmittelpyramide aufzeigt, ist auf dem richtigen Weg zu einer ausgewogenen Ernährung.

Betrachte die Abbildung des Menüs. Wie würdest du deinen Teller füllen? (Unterstreiche!)

Fleisch	mehr	gleich	weniger
Teigwaren	mehr	gleich	weniger
Gemüse	mehr	gleich	weniger
Salat	mehr	gleich	weniger

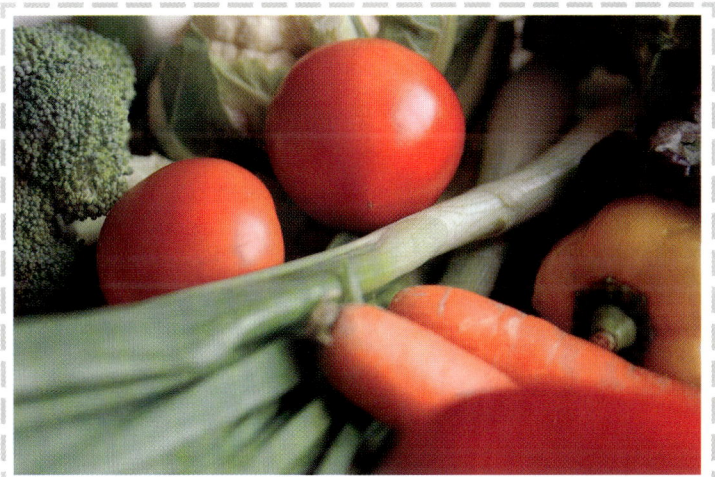

Ziel ist es, über eine Woche gesehen eine nährstoffmäßig ausgewogene Verpflegung zu erreichen. Die Nahrungsmittelpyramide zeigt, von welchen Nahrungsmittelgruppen wie viel gegessen werden darf (s. auch S. 89 und S. 90 in den Basics).

Gesunde Ernährung heißt: Die Energiebilanz ist ausgeglichen und der Bedarf an allen lebensnotwendigen Stoffen (Eiweiß/ Protein, Fett/Lipide, Kohlenhydrat, Mineralstoffe, Spurenelemente, Vitamine und Wasser) wird gedeckt.

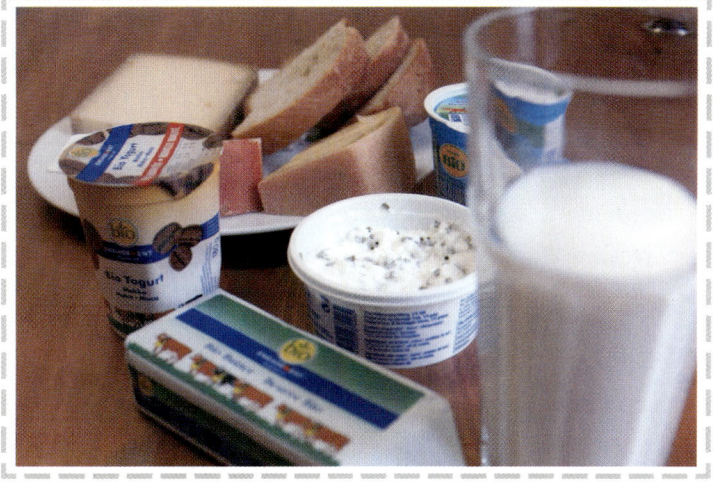

© Verlag an der Ruhr ⏱ Postfach 102251 ⏱ 45422 Mülheim an der Ruhr ⏱ ISBN 3-86072-934-9 ⏱ www.verlagruhr.de

Ernährung – alles nur Gewohnheit?

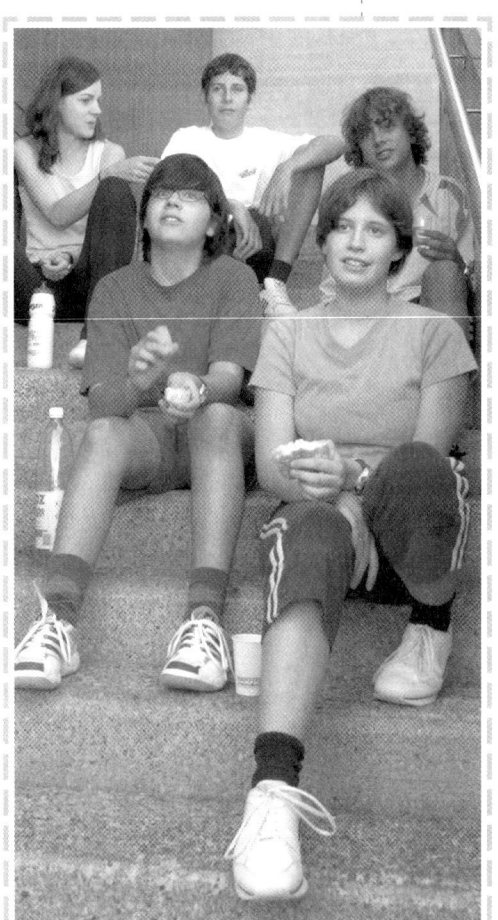

Vieles von dem, was wir essen und wie wir essen, wird nicht so sehr dadurch bestimmt, was wirklich gut oder gesund für uns ist, sondern durch eine Vielzahl anderer Dinge. So spielen neben der **Verfügbarkeit** von bestimmten Zutaten oder Nahrungsmitteln die **Tradition** oder **abergläubische Vorstellungen** eine sehr wichtige Rolle.

So gibt es Unterschiede zwischen den einzelnen Kulturen, was z.B. die Art der Speisen, deren Zubereitung, die Anzahl der Gerichte am Tag oder den Vorgang des Essens an sich betrifft. Man spricht nicht umsonst auch von **Esskultur**. Diese Unterschiede kannst du unter anderem auch innerhalb von Deutschland feststellen, wenn du z.B. an lokale Spezialitäten wie die „Weißwurst" in Bayern oder den „Labskaus" in Norddeutschland denkst.

Innerhalb eines Kulturkreises können sich die Ernährungsgewohnheiten im **Laufe der Zeit** verändern. Waren die Speisen in Europa bis Ende des 12. Jahrhunderts noch eher mager, gab es im 13. und 14. Jahrhundert bereits umfangreichere und üppigere Speisen, die allerdings meist nur der reichen Gesellschaft vorbehalten waren. Die armen Menschen aßen dagegen einfache ungewürzte Breispeisen aus Getreide oder Reis. Gewürze und Salz waren zu teuer. Pfeffer gab es damals noch nicht in Europa! Uns steht dagegen heute eine sehr große Vielzahl von unterschiedlichen Nahrungsmitteln aus der ganzen Welt zur Verfügung. Die Verlockung ist groß!

Nicht nur der Kulturkreis bestimmt unsere Ernährungsweise. Auch **abergläubische Vorstellungen** können uns dabei beeinflussen. Der berühmte Arzt Paracelsus (1493–1541) etwa glaubte, dass alle Lebensmittel aus öligen, kurzlebigen und festen Bestandteilen bestehen und bei der Ernährung ausgewogen kombiniert werden müssen. Deswegen wurden Butter, Schmalz und Öl verstärkt verwendet, weil sie die festen und kurzlebigen Bestandteile verbinden sollten. So gab man von da an z.B. Öl auf den Salat. Unser heutiges Dressing geht darauf zurück. Obst und Gemüse aber wurden eher selten gegessen, da man glaubte, dass sie wegen ihres hohen Anteils an Wasser nicht gesund seien. Gasen hingegen sprach man eine verdauungsfördernde Wirkung zu. Deshalb wurden Getränke gezielt mit Gasen versetzt. Auch wir trinken heute gerne Getränke mit Kohlensäure. So stammt vieles aus unser heutigen Esskultur immer noch von unseren Vorfahren.

✏ **„Der Mensch ist ein Gewohnheitstier!" Was ist dran an dieser Aussage?**

✏ **Wie sieht eure Esskultur aus? Überlegt, ob es auch bei euch traditionelle Essgewohnheiten gibt (z.B. zu Silvester, Weihnachten). Stellt sie vor und vergleicht!**

✏ **Überlegt euch, was an Esstraditionen positiv ist und was negativ!**

© Verlag an der Ruhr ✆ Postfach 102251 ✆ 45422 Mülheim an der Ruhr ✆ www.verlagruhr.de ✆ ISBN 3-86072-934-9

Diäten als Mittel zum Abnehmen?

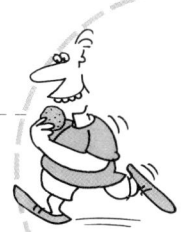

Der Wunsch nach einer Diät kommt meist nur, weil man versucht einem gesellschaftlichen Schönheitsideal zu entsprechen. Aber nur bei deutlichem oder extremem Übergewicht solltest du eine Diät in Erwägung ziehen (s. BMI-Berechnung). Wende dich dann an einen Fachmann (z.B. deinen Arzt). Er kann dir weiterhelfen. Erfolg versprechend sind nur langfristige Empfehlungen.

Ansonsten gilt: Man sollte Nahrungsmittel nie einseitig nach den Empfehlungen einer bestimmten Diätform (also z.B. nur Fett, nur Kohlenhydrate) auswählen, denn dann besteht die Gefahr, dass man sich einseitig ernährt. Ernährung sollte abwechslungsreich sein und mit Bewegung kombiniert werden, damit die Energiebilanz stimmt!

> *„Wer seine Gesundheit durch allzu strenge Lebensweise zu erhalten sucht, begibt sich damit in eine fortlaufende und langweilige Krankheit."*
> *(François de La Rochefoucauld (1613–1680), frz. Offizier, Diplomat u. Schriftsteller)*

Schon lange versuchen Menschen abzunehmen und es gibt unzählige verschiedene Diätformen, die uns versprechen, schnell Gewicht zu verlieren. Doch geht das wirklich so einfach?

Die **„Low Carb – Diät"** verspricht z.B., dass man abnimmt, wenn man wenig Kohlenhydrate zu sich nimmt. Nach ihrer Theorie sättigen uns Kohlenhydrate weniger nachhaltig und führen dazu, dass man bald schon wieder Hunger bekommt und somit mehr isst. Auch führe der Verzehr von vielen Kohlenhydraten zu einer hohen Insulinausschüttung. Insulin wiederum hilft dem Körper, Fett zu speichern. Aber eine Ernährung, die nur aus Fetten besteht, kann langfristig zu Herz-Kreislauferkrankungen führen. Außerdem fehlen oft wichtige Vitamine, weil nicht genügend Obst und Gemüse gegessen wird.

Im Gegensatz dazu steht die **„Low Fat – Diät"**, die empfiehlt, möglichst wenig bis gar kein Fett zu sich zu nehmen. Stattdessen sollen viel Obst und Gemüse gegessen werden. Man sollte aber nicht ganz auf Fett verzichten: Viele Vitamine kann unser Körper erst im Beisein von Fettsäuren verwerten. Es kommt dabei auf die Art der Fettsäuren an. So sind pflanzliche Öle besser verwertbar als tierische Fette und ungehärtete besser als gehärtete.

Die Low-Fat- und die Low-Carb-Diät sind nur einige Beispiele für Diätformen, die auf widersprüchlichen Theorien beruhen. Beide Theorien sind alleine betrachtet scheinbar logisch, doch wenn man sie vergleicht, ergeben sich Widersprüche. Für fast jede vorstellbare Ernährungsform wird sich jemand finden, der dafür oder dagegen ist.

⏀ **Warum muss man vorsichtig sein, wenn man eine Diät machen möchte?**

⏀ **Wann ist Abnehmen überhaupt sinnvoll?**

⏀ **Was kann man am besten tun, wenn man abnehmen möchte?**

Fastfood – Das schnelle Essen?

„Fastfood" bedeutet übersetzt „Schnelles Essen". Man kann darunter all diejenigen Speisen verstehen, die man schnell zubereiten und schnell essen kann. Das sind dann z.B. Hamburger, Pommes, Pizza, Currywurst, Döner, aber auch Frikadellen, Müsliriegel oder Fischstäbchen.

Häufig hört man unterschiedliche Meinungen, wenn man Leute nach ihrer Einstellung zu „Fastfood" befragt. Manche Menschen essen es sehr gerne und viel davon, weil es ihnen gut schmeckt. Andere Menschen denken, dass es ungesund ist, Fastfood zu essen. Was aber ist richtig?

In diesem Kapitel hast du bereits viel darüber gelernt, wie wichtig es ist, die richtige Energiebilanz zu halten und sich abwechslungsreich zu ernähren. Das Problematische an Fastfood ist häufig, dass die schnellen Mahlzeiten einen hohen Energiegehalt haben. Was wir schnell zwischendurch essen, hat in Wahrheit den Energiegehalt einer Hauptmahlzeit und deckt bereits einen Großteil unseres Energiebedarfs.

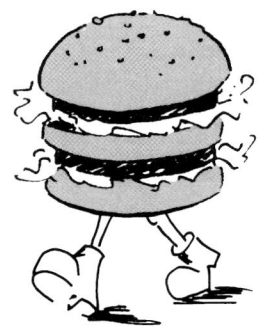

⏱ Wie denkst du über „Fastfood"? Wie wichtig ist es dir, „Fastfood" zu essen?

⏱ Was ist positiv an „Fastfood", was negativ? Sammle Vor- und Nachteile!

⏱ Berechne, wie viel Gramm der folgenden Lebensmittel 420 kJ/100 kcal liefern (z.B. *www.fettrechner.de*) → **Hamburger, Currywurst, Döner Kebap, Pizza, Pommes. Vergleiche mit deinen Ergebnissen auf S. 35.**

⏱ Was für Lebensmittel kennst du noch, die wörtlich genommen „Fastfood" sind? Welche Unterschiede findest du zwischen ihnen? Was muss man beachten, wenn man „Fastfood" zu sich nimmt?

⏱ Wie bewerben Fast-Food-Ketten ihre Produkte? Recherchiere im Internet!

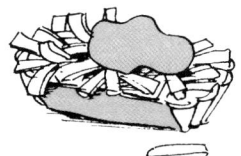

Entscheidend ist, dass die Energiebilanz stimmt: **Wenn man sich viel bewegt und die Empfehlungen der Nahrungsmittelpyramide berücksichtigt, kann man auch Fastfood essen und genießen.** *Ein Übermaß an Fastfood führt aber zu einer erhöhten Energieaufnahme, die uns zunehmen lässt. Durch wenig Bewegung wird dies noch verstärkt.*

Fastfood – mal anders

Häufig ist es sehr praktisch, schnell und einfach ein leckeres Essen zuzubereiten. „Fastfood" im wörtlichen Sinne lässt sich auch selber machen!

⏱ **Macht einen Fastfood-Wettbewerb: Überlegt euch interessante Rezepte für das Essen auf die Schnelle (wie z.B. einen Vollkorn-Hamburger oder ein Blitz-Müsli).**

⏱ **Erbeitet in Gruppen solche Rezepte (z.B. fürs Frühstück, Mittag-, Abendessen oder als Zwischenmahlzeit), die ihr den anderen dann vorstellt. Erstellt kleine Werbeplakate hierzu, mit denen ihr für euer Produkt werben wollt!**

⏱ **Probiert die Rezepte aus!**

© Verlag an der Ruhr 🖉 Postfach 102251 🖉 45422 Mülheim an der Ruhr 🖉 www.verlagruhr.de 🖉 ISBN 3-86072-934-9

Geht's auch ohne Fleisch?

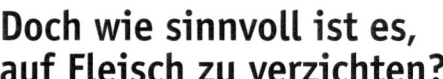

Unsere Ernährungsgewohnheiten sind vielfältig (vergleiche S. 35). So gibt es auch einige Menschen, die bei ihrer Ernährung auf Fleisch verzichten. Hierfür gibt es den Begriff **Vegetarier** und man spricht von vegetarischer Ernährung. Auch bei den Vegetariern gibt es Unterschiede:

➤ Es gibt Vegetarier, die nur pflanzliche Nahrungsmittel essen (= Veganer).

➤ Andere Vegetarier essen auch Milch und Milchprodukte, aber keine Eier.

➤ Viele Vegetarier essen Milch, Milchprodukte und Eier.

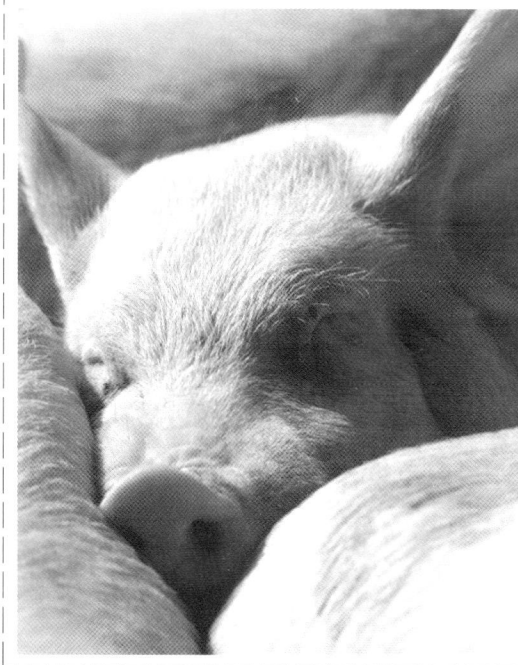

Doch wie sinnvoll ist es, auf Fleisch zu verzichten?

Wenn du die Ernährungspyramide betrachtest (Seite 89), so kannst du feststellen, dass du ohnehin nur einen kleinen Teil deines Energiebedarfes durch Fleisch decken solltest, da Fleisch sehr energiehaltig ist. Dennoch kann es gefährlich sein, gar keine Produkte tierischen Ursprungs zu sich zu nehmen. Die Ernährungspyramide zeigt dir, dass auch Milchprodukte und Eier für deinen Körper wichtig sind. Auch hier gilt: Essen dient dazu, den Körper mit Energien und Nährstoffen zu versorgen und ihn gesund zu erhalten.

Man kann auf Fleisch verzichten, wenn man für ausreichende Energie- und Nährstoffzufuhr durch die anderen Lebensmittelgruppen sorgt. Mangelerscheinungen haben Vegetarier der letzten beiden Gruppen nicht zu befürchten. Studien zeigen, dass die Reduzierung tierischer Fette und die Ernährung durch viel Obst und Gemüse sowie Vollkornprodukte gesundheitssteigernd sein kann. Es kommt wie bei so vielem auf das richtige Maß an!

➡ Arbeitsanregungen:

✍ **Recherchiert im Internet weitere Informationen über vegetarische Ernährung. Sucht dabei bevorzugt nach seriösen Quellen (wie Universitäten, wissenschaftliche und öffentliche Institute etc. ...). Welche Vor- und Nachteile findet ihr? Was ist sinnvoll an vegetarischer Ernährung, was kann schlecht daran sein?**

✍ **Führt eine kleine (anonyme) Umfrage zu vegetarischer Kost durch (bei euch in der Gruppe/Klasse oder in der Schule/Fußgängerzone etc.): Was denkt ihr/die Leute über Vegetarier? Wer (bei euch in der Klasse/Gruppe) ist Vegetarier? Warum ist er Vegetarier? Überlegt euch weitere Fragen und erstellt einen Fragebogen damit. Wertet die Fragebögen aus und präsentiert die Ergebnisse.**

✍ **Welche Gründe gibt es, Vegetarier zu sein. Ordnet mögliche Argumente in Gruppen. Was findet ihr überzeugend, was nicht? Und warum?**

✍ **Plant einen Tag oder eine Woche, an dem/der ihr versucht, euch rein vegetarisch zu ernähren (vom Frühstück bis zum Abendessen). Wie sind eure Erfahrungen damit? Hat es euch gefallen? Könntet ihr auf Fleisch verzichten?**

© Verlag an der Ruhr ☺ Postfach 102251 ☺ 45422 Mülheim an der Ruhr ☺ www.verlagruhr.de ☺ ISBN 3-86072-934-9

Gedankenkreisel: ESSEN, ESSEN

Ernährung dient dazu, den Körper mit Energie und Nährstoffen zu versorgen, sie hat aber auch noch viele andere Funktionen (wie z.B. uns zu trösten, uns zu belohnen, uns zu beschäftigen oder zu beruhigen). Dadurch kann man Essen und Nahrungsmittel auch benutzen, um bestimmte Gefühle zu erzeugen, zu unterdrücken und den Körper zu kontrollieren. Es gibt hierfür den Begriff der **„Essstörungen"**.

Es gibt bestimmte **Merkmale**, die darauf hindeuten, wann jemand „essgestört" sein könnte:

➤ Das Denken dreht sich ständig um „Essen" und Nahrungsmittel.
➤ Der Körper mit seinem Bedürfnis nach Nahrung wird als Bedrohung angesehen. Die Kontrolle über den Körper ist das Ziel. Sie beherrscht das Leben. Freunde, Hobbys und andere Dinge, die Spaß machen, werden vernachlässigt.
➤ Die Waage und Kalorienzählen bestimmen einen Großteil des Lebens.

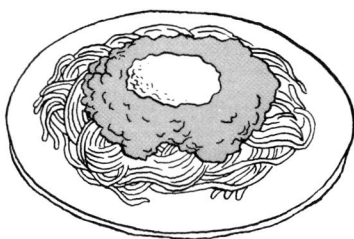

Essstörungen äußern sich auf verschiedene Arten. Man unterscheidet hauptsächlich die **Magersucht**, die **Ess-Brech-Sucht** und **extremes Übergewicht**. Zwischen diesen Erkrankungsformen gibt es auch Mischformen, z.B. zwischen Magersucht und Ess-Brech-Sucht. Die folgenden Beispiele zeigen, dir, was es heißt, eine Essstörung zu haben und welche Folgen das für die Gesundheit hat.

Anja, 16 J., ist magersüchtig. Sie bewegt sich ständig, ist sehr dünn und trägt weite Kleidung, damit niemand ihre Magersucht bemerkt. Selbst im Sommer schläft Anja in dicken Wolldecken, weil ihr Körper sie nicht mehr wärmt. Ihr ist ständig kalt und es fehlt ihr immer mehr Energie auch für einfache Bewegungen.

„Vor zwei Jahren hat alles angefangen. Da habe ich meine erste Diät gemacht. Ich war total in Marc verliebt und wusste, dass der auf schlanke Mädchen steht. Ich habe mich aber so dick gefühlt. Ich hab' dann angefangen mit Kalorienzählen und so ... und hab' ganz viel Sport gemacht. Irgendwie war das so ein Kreislauf: Ich hab' abgenommen und fand das dann auch ein geiles Gefühl, dass ich das geschafft habe. Dann konnte ich nicht mehr aufhören damit – mit dem Kalorienzählen, mit dem Abnehmen-Wollen. Heute kann ich nichts mehr essen, ohne darüber nachzudenken, dass ich davon fett und hässlich werde, und deshalb esse ich kaum noch. Im letzten Jahr habe ich 12 kg abgenommen. Mit Marc hat das auch nicht geklappt, er hat sogar einmal zu mir gesagt, dass ich aussehe wie ein Gerippe. Aber das seh' ich gar nicht so: Ich fühl mich zu dick. Mit meinen Freunden von damals mag ich kaum noch sprechen, die verstehen das eh nicht und überhaupt: Ich muss sowieso ständig über meinen Körper und Essen nachdenken, sodass ich mich kaum noch auf 'was anderes konzentrieren kann."

➤ Der Stoffwechsel verlangsamt sich.
➤ Puls, Blutdruck und Körpertemperatur sinken.
➤ Man wird müde, friert ständig und bekommt Verstopfung.
➤ Die Haut wird trocken, die Haare können ausfallen.
➤ Es kommt zu Kreislaufstörungen.
➤ Die Menstruation fällt aus.

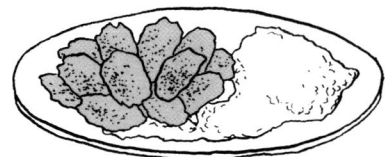

© Verlag an der Ruhr ☙ Postfach 102251 ☙ 45422 Mülheim an der Ruhr ☙ www.verlagruhr.de ☙ ISBN 3-86072-934-9

Simone, 17 J., ist ess-brech-süchtig. Sie kennt zwei Seiten an sich: Die gute Simone, die erfolgreich und klug in der Schule ist und die bei allen beliebt ist, und die schlechte Simone, die abends gierig Essen verschlingt und dabei ständig das Gefühl hat, die Kontrolle über sich zu verlieren. Sie denkt den ganzen Tag an Essen und schämt sich, wenn sie es wieder nicht schafft, dem Verlangen zu widerstehen. Dann erbricht sie oder nimmt Abführmittel.

„Als Kind wurde ich verdammt oft gehänselt – so nach dem Motto „unser Pummelchen" und so. Das hat mich schon irgendwie fertig gemacht. Ich fand das so gemein und dann habe ich aber irgendwann gedacht, dass sie ja eigentlich Recht haben. Das war, als ich einen Freund haben wollte und auch mal einen schicken Rock anziehen wollte, sodass andere mich endlich hübsch finden. Dann dachte ich, wenn ich nur schlank bin, findet sich auch jemand, für den ich wichtig bin und der mich liebt. Na ja, irgendwie wollte ich es dann allen zeigen: 'so, seht mal her: die Simone, die kann auch hübsch sein und dann wollt ihr sie alle.' Und dann habe ich halt angefangen abzunehmen – hab' so verschiedene Diäten gemacht und dann richtig viel abgenommen. Aber besser wurde es irgendwie nicht: Ich hab' immer noch nicht das Gefühl, dass ich wirklich gebraucht werde. Anfangs fanden das zwar noch alle cool – 'hey, haste abgenommen? Sieht ja echt gut aus!' – aber irgendwie ist da immer noch keiner, und schon gar kein Freund. Und das mit dem Hungern krieg' ich jetzt auch nicht mehr auf die Reihe, das geht echt gar nicht mehr. Jetzt muss ich ständig dran denken, was ich für 'nen Hunger habe und dann ess ich, wenn es keiner merkt, auch immer richtig viel. Aber dann fühle ich mich so schlecht und krieg' Angst, dass ich jetzt wieder so fett wie früher werde. Und dann muss das wieder raus ..."

➤ Der Zahnschmelz wird zerstört.

➤ Die Speicheldrüsen schwellen an.

➤ Die Speiseröhre zeigt Risse.

➤ Die Magenwand wird geschädigt.

➤ Die Nieren werden geschädigt.

Thomas, 15 J., ist extrem übergewichtig. Er isst immer, wenn ihm langweilig ist, er sich traurig fühlt oder wütend ist. Dann vergisst er seinen Kummer. Beim Essen hat er das Gefühl, nicht zu kurz zu kommen. Aber er ist unglücklich, denn „so dick" möchte er auch nicht sein.

„Ich weiß, die anderen lachen hinter meinem Rücken über mich und das tut mir weh. Ich fühl mich ja selber nicht wirklich wohl mit meinem Gewicht. Aber ich kann auch nicht aufhören mit dem Essen. Und ich ess nicht so wie die anderen aus meiner Klasse. Ich ess richtig viel und schnell und kann auch schwer aufhören. Vor allem, wenn ich wieder das Gefühl habe, die anderen mögen mich nicht so, wie ich bin. Die mögen nicht den wirklichen Thomas, die sehen halt nur, dass ich dick bin und so. Und na ja, Essen tut mir dann irgendwie gut, das schmeckt mir und dann habe ich ein gutes Gefühl – vor allem mit Schokolade ist das so. Aber Fußball spielen z.B., das geht nicht mehr so wie früher ..."

➤ Es kommt zu Herzerkrankungen.

➤ Der Kreislauf wird belastet.

➤ Verdauungsstörungen zeigen sich.

➤ Man wird im Alltag geringer belastbar und beweglich.

© Verlag an der Ruhr ☺ Postfach 102251 ☺ 45422 Mülheim an der Ruhr ☺ www.verlagruhr.de ☺ ISBN 3-86072-934-9

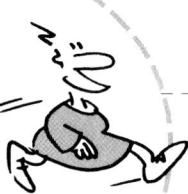

Anja, Simone und Thomas haben Essstörungen. Die Ursachen für ihr Verhalten sind seelische Probleme. Die Folgen ihres Verhaltens sind dann bestimmte körperliche Merkmale, wie schnelle und extreme Gewichtsabnahme oder -zunahme. Dies bewirkt früher oder später gesundheitliche Probleme. Essstörungen führen zu einer Fehlernährung, die schlimme Folgen für die Gesundheit hat bis hin zum Tod!!!

Aber Vorsicht: Nicht alle Personen, die sehr schlank oder recht dick sind, sind auch essgestört (s. Merkmale S. 48)! Man kann hiermit auch recht schnell andere Personen verurteilen! Daneben kann es auch organische Gründe z.B. für Appetitlosigkeit oder Gewichtszunahme geben.

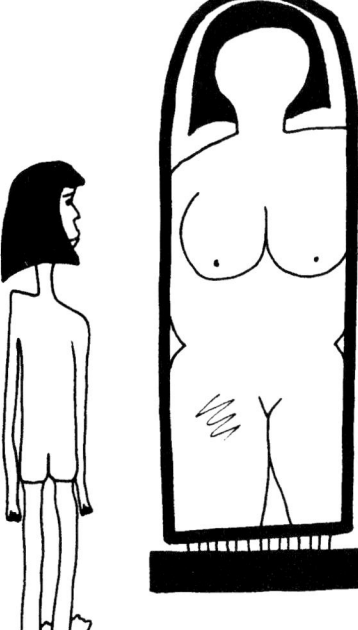

➡️ *Arbeitsanregungen:*

🕐 **Schaue dir die Beispiele von Anja, Simone und Thomas noch einmal an:**

🕐 **Was für Probleme schildern die Jugendlichen?**

🕐 **Sind ihre Probleme durch die Essstörung gelöst?**

🕐 **Überlegt euch in Gruppen, wie man mit diesen Problemen anders umgehen könnte.**

🕐 **Welche Gründe kann es dafür geben, dass jemand magersüchtig oder ess-brech-süchtig ist? Welche Rolle können Schönheitsideale und Werbung bei Essstörungen spielen?**

🕐 **Essstörungen sind schwere psychische Störungen, die von Fachpersonen behandelt werden müssen. Die Berichte von Anja, Simone und Thomas sind Ausschnitte aus E-Mails, die sie an eine Beratungsstelle geschrieben haben. Setzt euch in Gruppen zusammen und bildet „Beraterteams". Versucht nun, ein Antwortschreiben an Anja, Simone und Thomas zu schreiben, in dem ihr auf ihre Probleme eingeht und Lösungsvorschläge anbietet.**

🕐 **Schaue dir die Abbildung links an. Welche Situation ist dargestellt? Was denkt die Person über ihren Körper? Was denkst du über die Person? Schreibe der Person einen Brief, in der du ihr ihre Empfindungen mitteilst.**

🕐 **Wenn du dich mehr über das Thema informieren möchtest, kannst du im Internet unter *www.bzga-essstoerungen.de* schauen. Hier findest du auch wichtige Informationen zu Beratungsstellen und Hilfseinrichtungen.**

„Bewegung und Ernährung" – diese „Aspekte" sollten wir nicht benutzen, um uns selbst zu kontrollieren. Es geht vielmehr darum, gut für sich zu sorgen und selbstverantwortlich mit sich umzugehen – auch mit seinen Bedürfnissen und Wünschen.

© Verlag an der Ruhr ✆ Postfach 102251 ✆ 45422 Mülheim an der Ruhr ✆ www.verlagruhr.de ✆ ISBN 3-86072-934-9

Motivation, Ziele setzen

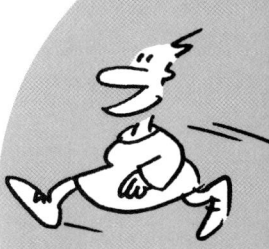

„Morgen, morgen, nur nicht heute,
sagen alle faulen Leute."

„Probieren geht über Studieren."

„Der Wille kann Berge versetzen."

BRAVO

HOPP
HOPP
„ICH"

DER
WEG
IST DAS
ZIEL

ICH ÜBER-
RUNDE
MICH NOCH
SELBER

„Der innere Schweinehund ..."

„Der Weg zur Hölle
ist mit guten Vorsätzen
gepflastert."

ICH
SCHAFFE
ES!!

„Verschiebe nicht
auf morgen, was du
auch übermorgen
kannst besorgen."

„Wo ein Wille ist, ist auch ein Weg."

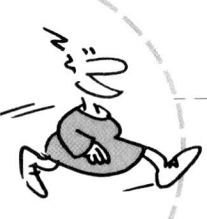

Wir tun uns manchmal schwer ...

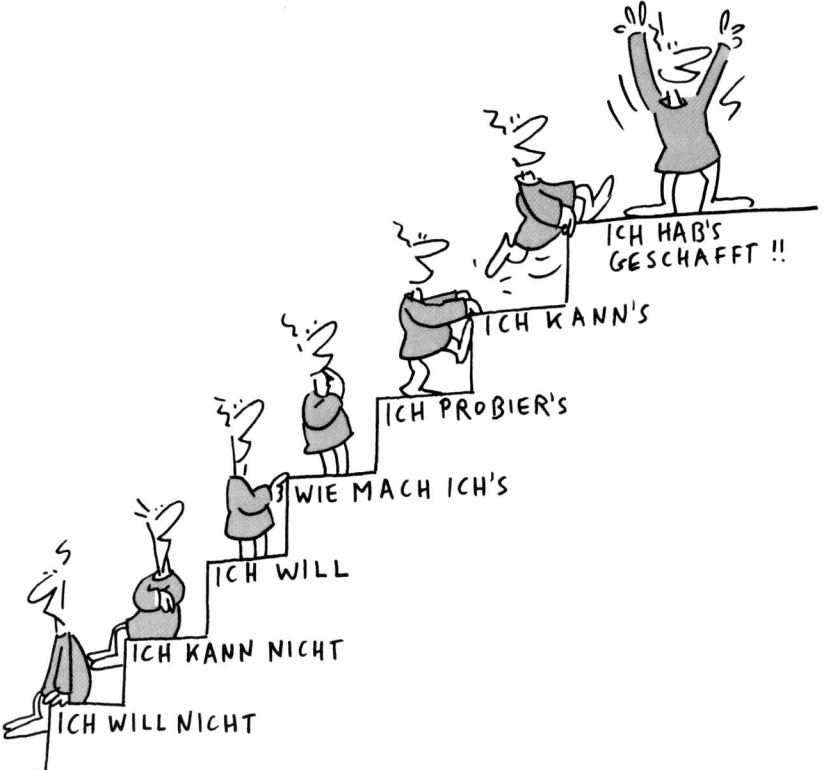

ICH HAB'S GESCHAFFT!!

ICH KANN'S

ICH PROBIER'S

WIE MACH ICH'S

ICH WILL

ICH KANN NICHT

ICH WILL NICHT

Wir Menschen tun uns manchmal ganz schön schwer mit Veränderungen, lieber haben wir es bequem und lassen die Dinge so, wie sie schon immer gewesen sind. Stimmt's? Oder total falsch?

⏱ **Hast du schon einmal von dem „inneren Schweinehund" gehört?**

➤ Was ist das für ein Tier? Ist es schädlich oder auch nützlich?

➤ Hast du auch einen „inneren Schweinehund"? Wenn ja, was bewirkt „der innere Schweinehund" bei dir?

➤ Erfinde eine kleine Geschichte über deinen „Schweinehund", in der du ihm einen Namen gibst und etwas Lustiges, Trauriges, Spannendes etc. über ihn berichtest!

⇨ *Fallbeispiele*

Daniel, 19 Jahre; Hobbys, Musik, Freunde treffen, Zeichnen; Lieblingsfach: Biologie

„In der Grundschule begann ich, in der Freizeit lieber drinnen zu sein als draußen zu spielen. So habe ich einiges an Gewicht zugenommen. In der Realschule wollte ich etwas dagegen tun, erfolglos. Es klappte erst, als ich meine bisherige Lebensart komplett änderte. Abnehmen wollte ich vor allem, um mehr Ausdauer und Selbstvertrauen zu bekommen. Mir war klar, dass Abnehmen nur durch Diäten nichts bringt. So habe ich eine Sportart gesucht, bei der ich möglichst viel Fett verbrennen und meine Ausdauer verbessern konnte. Ich bin dann 2-mal pro Woche joggen gegangen. Gleichzeitig habe ich mehr Obst statt Süßigkeiten gegessen und fast keine süßen Getränke mehr getrunken. Sonst änderte ich nichts an meiner Ernährung. Der Anfang war hart, es kostete mich jedes Mal Überwindung, vor allem wenn das Wetter schlecht war. Nach einer gewissen Zeit hat es aber sogar Spaß gemacht. Ich sah Fortschritte, was wiederum wichtig für meine Motivation war. Schließlich joggte ich 3–4-mal und besuchte 2-mal den Kraftraum pro Woche. Ich habe mein Ziel erreicht: Meine Ausdauer ist besser und ich bin nicht mehr übergewichtig. Gelernt habe ich bei der ganzen Sache, dass man seine Lebensqualität durch Sport treiben und eine vernünftige Ernährung stark verbessern kann, wenn der dazu nötige Wille vorhanden ist."

© Verlag an der Ruhr ✂ Postfach 102251 ✂ 45422 Mülheim an der Ruhr ✂ www.verlagruhr.de ✂ ISBN 3-86072-934-9

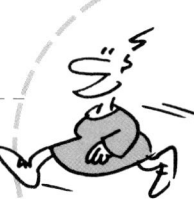

Lydia, 14 Jahre; Hobbys: Fußball, Lesen, PC; Lieblingsfächer: Geschichte, Geographie, Mathe, Sport

„Vor etwa zwei Monaten ging ich regelmäßig zur Physiotherapie, um meine Haltung zu verbessern. Ich sollte jeden Tag 10 Minuten üben. Das habe ich auch so lange geschafft, wie die Physio lief. Aber als die Sommerferien anfingen, habe ich aufgehört. Auch jetzt nach den Sommerferien bleibt es nur beim Vorsatz, täglich 10 Minuten zu turnen. Denn ich muss ja auch noch Hausaufgaben machen, 30 Minuten Klavier spielen und abends mit meinem Hund Luna rausgehen. Es wäre viel einfacher, einen Vorsatz umzusetzen, wenn man das mit einem Freund zusammen versucht. Bald muss ich nochmals zur Kontrolle in die Physio. Deshalb nehme ich mir jetzt für jeden Tag eine bestimmte Zeit vor, in der ich turne, damit ich nicht zur Kontrolle gehen muss, ohne dass ich ein wenig geturnt habe."

Michael, 14 Jahre; Hobbys: Reptilien, Amphibien, Lesen; Lieblingsfächer: Latein, Geschichte

„Ich machte einige Zeit lang jeden Abend Kraftübungen wie Liegestützen, Rumpfbeugen usw., weil mein Vater das so wollte. Da ich immer Rückenschmerzen hatte, meinte er, dass dies von dem schweren Schulrucksack kommt. Er meinte auch, dass mein Rücken zu schwach sei und ich ihn trainieren sollte. Meine Mutter sah das genauso. So begann ich nun zu trainieren. Zusätzlich versuchte ich meine Ausdauer zu verbessern, indem ich jeden Abend nach der Schule mit meinem Vater einmal um den Weiher in unserer Nähe joggte. Obwohl ich die Übungen eine Zeit lang gemacht hatte, nahm ich keine Veränderung wahr. Das Resultat dieser Anstrengungen war eher negativ, zudem hatte ich nach der Schule nicht mehr so viel Zeit, deshalb hörte ich damit auf. Meine Eltern waren davon nicht so begeistert. Mir lag aber mehr an der Schule, nicht am Sport. Jetzt treibe ich Sport, wenn ich gerade Lust dazu habe und wenn ich denke, es würde mir gut tun. Ich finde sowieso, man sollte Sport nicht aus einem Zwang heraus betreiben, wie dies manchmal in der Schule verlangt wird, sondern nach eigenem Ermessen."

☼ **Vergleicht die Beispiele von Michael, Lydia und Daniel:**

☼ **Welche Motivation hatten die drei für ihre Aktivitäten?**

☼ **Warum hat Michael mit seinem Training aufgehört? Wie ist es bei Lydia?**

☼ **Wird Lydia es schaffen, wieder zu üben, bevor sie zur Kontrolle muss? Wird sie danach weiter üben?**

☼ **Warum hat Daniel es so gut geschafft, sein Verhalten zu verändern?**

Lisa hat die neue Jeans absichtlich eine Nummer zu eng gekauft. Bis zur Party in zwei Wochen müsste sie ca. 3 kg abnehmen, um die Hosen tragen zu können.

Jan möchte endlich mehr Muskeln, bis zur Badesaison hat er drei Monate Zeit.

Anna möchte nächstes Jahr am Grand Prix von Bern die lange Strecke (16,2 km) laufen, sie hat so was noch nie gemacht.

Tim will seinen Süßigkeitenkonsum senken, nachdem er gelesen hat, dass Schokolade Pickel verursacht.

➡ **Diskutiert in der Gruppe:**

☼ **Können Lisa, Jan, Anna und Tim ihre guten Vorsätze in die Tat umsetzen? Oder bleibt es beim Wollen?**

☼ **Welche Wege gibt es und welchen wählen sie?**

☼ **Sind die gewählten Wege sinnvoll? Könnte man auch „abkürzen", mogeln?**

☼ **Was hilft ihnen? Was sind Stolpersteine? Woran könnten sie scheitern?**

☼ **Was meint ihr zu ihren Zielen?**

☼ **Und du? Was kannst du über dich sagen?**

Fähig sein, eine Aufgabe zu lösen

Wenn du dir z.B. vornimmst, du möchtest 30 Minuten ohne Unterbrechung joggen können,

➤ musst du wissen, wie man trainiert (z.B. regelmäßig trainieren),

➤ musst du fähig sein, den Trainingsplan umzusetzen (z.B. vor allem zu Beginn langsames Tempo wählen),

➤ muss dir das Ziel sinnvoll erscheinen (z.B. wenn ich 30 Minuten joggen kann, werde ich auch bei Spielen leistungsfähiger sein).

Setze dir ein Ziel

Damit du ein Ziel erreichen kannst, setze es dir so, dass es für dich eine Herausforderung darstellt, aber erreichbar ist. Die Aufgabe soll also nicht zu einfach, aber auch nicht zu schwierig sein. Wie heißt es so schön: Setze die Latte nicht zu hoch an! Das sture Verfolgen eines Zieles kann auch zu Stress führen, manchmal musst du beweglich sein und dein Ziel neu überdenken.

Du kannst mit dir selbst einen Vertrag abschließen, in den du schreibst was du ändern möchtest. Hänge den Vertrag dort auf, wo du ihn im entscheidenden Moment siehst. Du kannst mit dir auch eine „Belohnung" aushandeln. Sie muss nichts mit Essen oder Bewegung zu tun haben!

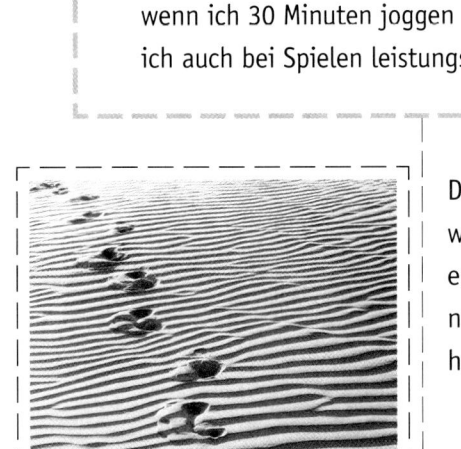

Kleine Schritte – große Schritte

Es gibt verschiedene Wege, um Gewohnheiten zu ändern: Die einen machen lieber kleine Schritte und nehmen sich Zeit, andere bevorzugen „Radikalkuren" und ändern ihr Verhalten von einem Tag auf den anderen. Welche Methode sagt dir eher zu?

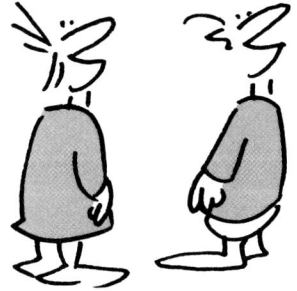

Gemeinsam geht's besser

Vielleicht leistet dir jemand Gesellschaft oder eventuell macht die ganze Klasse mit.

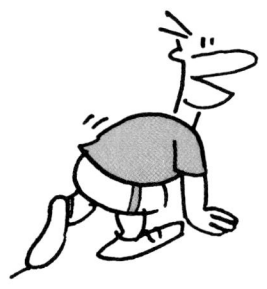

Wenn mal etwas nicht klappt: auf ein Neues!

Rückschläge im Leben sind normal! Sei nett zu dir und verschwende keine Zeit damit, dich unnötig lange darüber zu ärgern. Komme stattdessen ein wenig zu Ruhe, halte Abstand und überdenke die Dinge neu. Und dann ist es vielleicht noch einen Versuch wert!

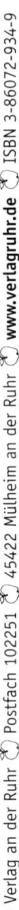
© Verlag an der Ruhr ✆ Postfach 102251 ✆ 45422 Mülheim an der Ruhr ✆ www.verlagruhr.de ✆ ISBN 3-86072-934-9

Tipp: Ess- und Bewegungsverhalten

Bewegungsverhalten

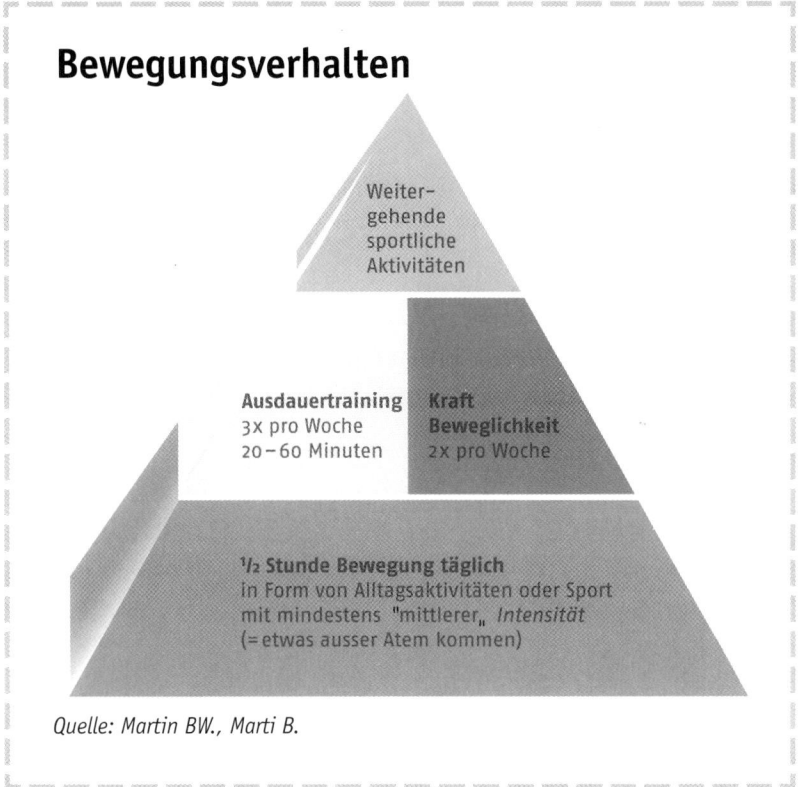

Weiter-
gehende
sportliche
Aktivitäten

Ausdauertraining
3x pro Woche
20–60 Minuten

Kraft
Beweglichkeit
2x pro Woche

¹/₂ Stunde Bewegung täglich
in Form von Alltagsaktivitäten oder Sport
mit mindestens "mittlerer„ *Intensität*
(= etwas ausser Atem kommen)

Quelle: Martin BW., Marti B.

Die Bewegungspyramide zeigt, wie viel Sport und Bewegung für einen gesunden Lebensstil nötig sind. Auf S. 15 hast du ausgefüllt, wie viel Sport und Bewegung du machst.

✐ **Kennzeichne nun auf der Bewegungspyramide, wo du dich befindest. Was meinst du zu deinem Resultat?**

✐ **Studiere mit anderen Jugendlichen diese Pyramide und schreibe Beispiele für folgende Aktivitäten auf:**

1. Weitergehende sportliche Aktivitäten
2. Ausdauertraining
3. Krafttraining, Beweglichkeitstraining
4. Alltagsaktivitäten
(Lösungen S. 96/97)

Auf folgender Internetseite findest du weitere Informationen zur Bewegungspyramide und zu den gesundheitlichen Auswirkungen von Sport und Bewegung: *www.hepa.ch/Publikationen/FOLIENSE.PDF*

Essverhalten

Empfehlungen für eine gesunde Ernährung sind für eine bestimmte Bevölkerungsgruppe gedacht. Die Nahrungsmittelpyramide gilt für (gesunde) Jugendliche und Erwachsene mit einem durchschnittlichen Energiebedarf.
Die Ernährung sollte über einen längeren Zeitraum, z.B. eine Woche, ausgeglichen sein. Wer körperlich sehr aktiv ist (= über längere Zeit regelmäßig, pro Woche mind. 3-mal, mind. sechs Stunden pro Woche), braucht mehr Energie liefernde Nahrungsmittel aus der Gruppe Getreide. Diese Stufe tauscht Platz mit Früchten und Gemüse. Auch die Gruppen in der Pyramidenspitze können etwas großzügiger bemessen werden.

✐ **Stelle die Ernährungspyramide für Sportler dar! Zeichne dazu oder verwende Fotos, die du aus Zeitungen ausschneidest!**

✐ **Welche Pyramide gilt für dich?**

✐ **Auf S. 17 hast du dich mit deinen Essgewohnheiten auseinander gesetzt. Vergleiche diese mit der Nahrungsmittelpyramide (s. S. 89). Wie nah dran bist du an den Empfehlungen?**

© Verlag an der Ruhr ☺ Postfach 102251 ☺ 45422 Mülheim an der Ruhr ☺ www.verlagruhr.de ☺ ISBN 3-86072-934-9

Trainieren, trainieren ...

Training heißt: geplante, gezielte und regelmäßige Bewegungsreize zur Leistungsverbesserung oder Leistungserhaltung setzen.

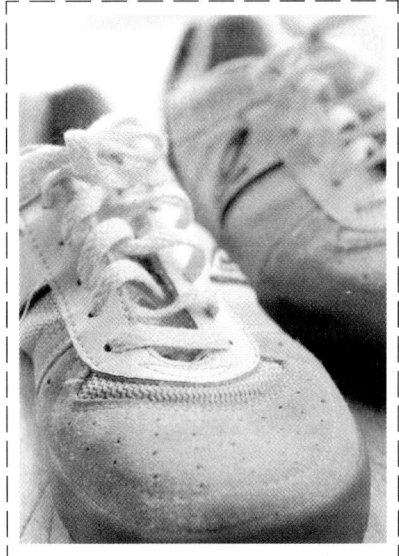

Warum trainierst du oder warum trainierst du nicht?
Was empfindest du beim Training als angenehm, was als anstrengend?

➡️ *Beantworte für dich diese Fragen, wenn du mit Training ein Ziel erreichen willst.*

🕐 **Welches Leistungsniveau habe ich jetzt (z.B. wie schnell bin ich in einem 80-m-Sprint)?**

🕐 **Wie viel Zeit will ich für das Training einsetzen (z.B. zwei Trainingseinheiten pro Woche)?**

🕐 **Welches ist meine Zielsetzung (z.B. ich will mich im 80-m-Sprint um 0,5 Sek verbessern)?**

🕐 **Bis wann will ich mein Ziel erreichen (z.B. innerhalb von vier Monaten)?**

🕐 **Wie will ich mein Ziel erreichen (dazu ist ein Trainingsplan sinnvoll)?**

Ein paar Grundregeln für erfolgreiches Trainieren sind:

➤ Steigere das Training allmählich (z.B. mit einer Trainingseinheit pro Woche beginnen, nach einem halben Jahr auf zwei Trainingseinheiten pro Woche erhöhen).

➤ Trainiere regelmäßig (z.B. einmal pro Woche über ein halbes Jahr und nicht drei Wochen kein Training, dafür in einer Woche vier Trainingseinheiten).

➤ Belaste dich unterschiedlich in den einzelnen Trainingseinheiten (z.B. ein Training mit tiefer, das nächste mit hoher, das dritte mit mittlerer Belastung).

➤ Trainiere möglichst vielseitig (z.B. beim Ausdauertraining verschiedene Arten wählen wie Laufen, Radfahren, Inline-Skating).

➤ Erhole dich deiner Leistungsfähigkeit entsprechend lange genug nach einem Training.

Wer viel Sport treibt, muss Acht geben, dass keine Schäden durch falsches oder zu viel Training entstehen, wie z.B.: Leistungsabfall, Verletzungen, Stimmungsschwankungen, Motivationsprobleme, Essstörungen, Schlafstörungen, allgemeine Müdigkeit, hormonelle Störungen (z.B. Ausbleiben der Monatsblutung). Treten mehrere dieser Symptome auf, sollte unbedingt eine Fachperson (z.B. Arzt, Trainer) hinzugezogen werden, um die Ursachen herauszufinden. Wenn du mehr über Training wissen willst, findest du im Internet unter *www.energie-management.ch* wertvolle Informationen.

Bei einem Spitzensportler besteht der gesamte Trainingsablauf aus unzähligen Teilbereichen. Um erfolgreich zu sein, sind verschiedenste Maßnahmen entscheidend (z.B. Trainingsmethoden, richtige Ernährung, Erholung, Betreuung).

© Verlag an der Ruhr 🕐 Postfach 102251 🕐 45422 Mülheim an der Ruhr 🕐 www.verlagruhr.de 🕐 ISBN 3-86072-934-9

Ein Ziel umsetzen

Ihr wollt euch z.B. im Hochsprung verbessern oder den Salto vorwärts lernen. Dann macht diesen Versuch mit der Klasse im Sportunterricht. Möglich ist auch, dass ihr für euch alleine ein sportliches Ziel anstrebt.

⇨ *Notiere dir:*

Deine gewählte Disziplin (z.B. Hochsprung), **Leistung jetzt** (z.B. 130 cm), **dein Ziel** (z.B. 140 cm), **Zeit, bis Ziel erreicht** (z.B. vier Monate, mindestens aber zwei Monate), **dein Trainingsaufwand in Stunden pro Woche** (z.B. drei Stunden pro Woche), **Anzahl Trainingseinheiten pro Woche** (z.B. drei Trainingseinheiten pro Woche für jeweils 1 Stunde)

⌀ **Bereite ein Trainingsprotokoll vor.**

Datum	Trainingsinhalt	Dauer	Intensität	Bemerkungen
2. April	Verbesserung des Anlaufes beim Hochsprung	30 Min.	tief	Training wegen Regen in Halle

---

Nach jedem Training ergänzt du die Spalten 1–5. Bei Bemerkungen kannst du z. B. auch eintragen, wie das Wetter war, deine Verfassung usw. Wenn du sehr gezielt trainieren willst, findest du unter *www.energiemanagement.ch* Angaben zu einem ausführlichen Trainingstagebuch.

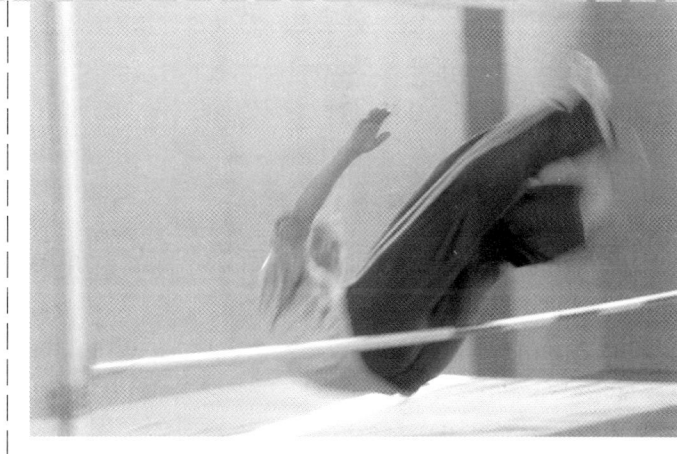

Zielüberprüfung

z.B. am 15. September, 145 cm im Hochsprung,

z.B. am 3. Juli, Salto vorwärts auf dem Minitrampolin geschafft.

⌀ **Was meinst du im Rückblick zu Zielformulierung, Trainingsgestaltung und Zielüberprüfung?**

_____

_____

_____

_____

⌀ **Besprich deinen Trainingserfolg (oder Misserfolg) mit deinem Sportlehrer oder deinen Freunden und tauscht eure Erfahrungen aus.**

© Verlag an der Ruhr ☼ Postfach 102251 ☼ 45422 Mülheim an der Ruhr ☼ www.verlagruhr.de ☼ ISBN 3-86072-934-9

Was bestimmt unser Essverhalten?

Warum beginnen wir mit Essen? Warum hören wir auf mit Essen? Warum essen wir, was wir essen? **Es sind vor allem vier Bereiche, die unser Essverhalten beeinflussen:**

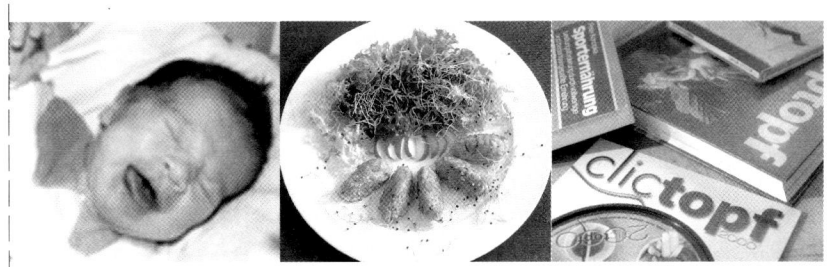

Signale des Körpers
Ein tiefer Blutzuckerspiegel macht hungrig, Flüssigkeitsmangel löst Durst aus, ein voller Magen signalisiert Sättigung.

Der Verstand, die Vernunft
Kenntnisse über Nahrungsmittel und Ernährung (auch Halbwahrheiten und Irrtümer) beeinflussen die Wahl ebenso wie Einstellungen gegenüber bestimmten Produkten (z.B. Fleisch, Süßes, Fastfood ...).

Anregungen, Reize von außen
Appetitlich aussehende Speisen und verlockende Düfte aus der Küche lassen uns das Wasser im Mund zusammenlaufen, Stress und Ärger schlagen auf den Magen.

Die Gewohnheit
Unsere angeborenen Signale bei Hunger zu essen und bei Sättigung aufzuhören, verlernen wir in Kindheit und Jugend durch die Umwelt schnell. Wir erlernen Vorlieben für bestimmte Lebensmittel, indem wir mit diesen häufiger in Kontakt kommen.

Kommen dir die vier Bereiche bekannt vor? Wann lässt du dich von welchem Bereich leiten? Wollen wir unser Essverhalten ändern, müssen wir uns zuerst bewusst werden, welche Faktoren uns in welcher Situation wie stark beeinflussen. Bei diesen Faktoren müssen die Veränderungen ansetzen, sollen sie Erfolg zeigen. Es gibt nicht nur eine Strategie, um Verhalten zu ändern!

➡️ Wie kann ich mir eine Umstellung erleichtern?

Mögliche Hilfen, wenn du von einer Nahrungsmittelgruppe mehr essen möchtest:
➤ Stelle ein Angebot in Sichtweite bereit, z.B. einen Apfel am Schreibtisch.
➤ Plane Mahlzeiten und Zwischenverpflegungen.
➤ Lass dich von Bildern und Rezepten inspirieren.

Mögliche Hilfen, wenn du von etwas weniger essen möchtest:
➤ Iss nicht direkt aus der Packung.
➤ Setze dich hin zum Essen.
➤ Fülle den Teller nur 1-mal.
➤ Geh nicht hungrig einkaufen.
➤ Halte einen „Ersatz" bereit, z.B. Salzstangen anstatt Chips, Dörrfrüchte anstatt Biskuits, Vollkornbrot anstatt Weißbrot.

Warum nicht auch? Es gibt nicht nur gesundheitliche Gründe, das Essverhalten zu überdenken. Vielleicht möchtest du auch einfach das Essen bewusster wählen und genießen oder mehr Mut zeigen beim Ausprobieren von unbekannten Speisen oder überhaupt etwas selbst machen, das du bis jetzt immer nur gekauft hast. Auch solche Veränderungen zählen!

© Verlag an der Ruhr ✆ Postfach 102251 ✆ 45422 Mülheim an der Ruhr ✆ www.verlagruhr.de ✆ ISBN 3-86072-934-9

Essen und Leistung

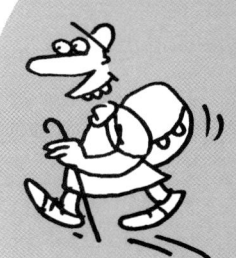

„Ein voller Bauch studiert nicht gern."

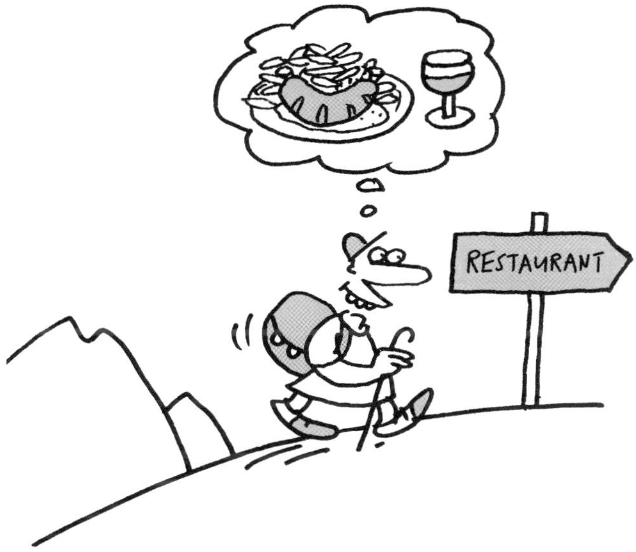

„Ein leerer Magen ist ein schlechter Ratgeber."

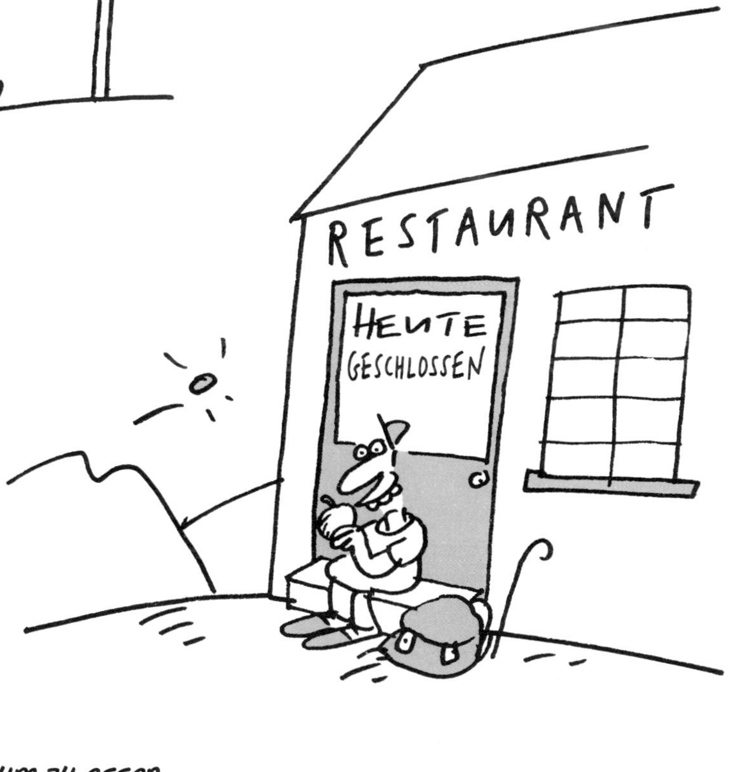

„Wir leben nicht, um zu essen,
wir essen um zu leben."

Worauf hast du Lust?

Die körperliche Leistungsfähigkeit wird durch viele Faktoren beeinflusst, unter anderem durch den Trainingszustand, die Ernährung und die Motivation. Es ist aber kaum möglich, einen einzelnen Faktor für eine schlechte oder eine gute Leistung verantwortlich zu machen. Das heißt, wenn man sich unausgewogen ernährt, wird das wahrscheinlich irgendwann einen Einfluss auf die körperliche Leistung haben, aber ganz genau lässt sich das schwer bestimmen. Hast du zu gewissen Zeiten oder bei besonderen Ereignissen Lust auf ein bestimmtes Nahrungsmittel? Überlege dir, was du z.B. bei folgenden Situationen gerne isst:

➤ nach einer langen Wanderung,
➤ vor der Sportstunde,
➤ zu deinem Geburtstag,
➤ an einem Feiertag, z.B. Weihnachten,
➤ vor einem Spielturnier,
➤ vor dem Fernseher,
➤ vor der Menstruation,
➤ nach einer zweistündigen Mathearbeit,
➤ während einer Fahrradtour,
➤ vor dem Schwimmengehen.

Wie sind diese Vorlieben entstanden? Vor allem vier Faktoren beeinflussen unser Essverhalten: Signale des Körpers, Reize von außen, unser Verstand, unsere Gewohnheiten (siehe auch S. 58).

Das Körpergefühl für den tatsächlichen Bedarf haben viele Menschen verloren. Körperliche Aktivitäten können eine Hilfe sein, um wieder etwas besser auf den Körper und seine Bedürfnisse zu hören. Daneben sind aber auch Kenntnisse über eine ausgeglichene Ernährung für Sport Treibende wichtig.

Im Gegensatz zu Fehlernährung, die Gesundheit und Leistungsfähigkeit erst nach längerer Zeit beeinflusst, wirken sich einige „Fehlgriffe" sofort aus, z.B.:

➤ ein üppiges 3-Gang-Menü verspeist,
➤ rasch eine Pizza verschlungen,
➤ blähende Lebensmittel wie Hülsenfrüchte, Sauerkraut gegessen,
➤ Lebensmittel genossen, die uns aufstoßen lassen, wie Gurke, Peperoni,
➤ kohlensäurehaltige Getränke in großen Mengen getrunken,
➤ über Stunden nichts gegessen,
➤ zu wenig getrunken,
➤ Frühstück ausgelassen,
➤ sehr viele Trauben gegessen oder frisch gepressten Apfelsaft getrunken.

✐ **Wie fühlst du dich nach diesen „Fehlgriffen" bei körperlichen Leistungen?**

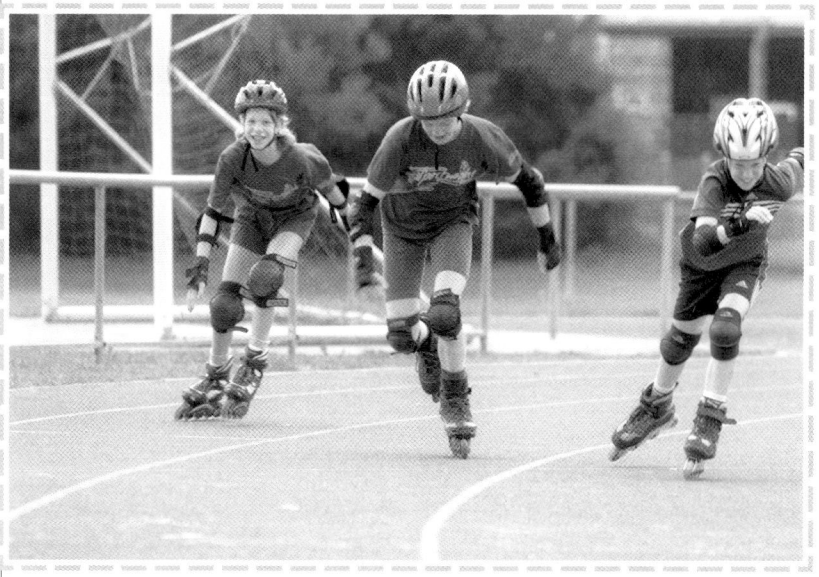

© Verlag an der Ruhr ✆ Postfach 102251 ✆ 45422 Mülheim an der Ruhr ✆ www.verlagruhr.de ✆ ISBN 3-86072-934-9

Essen – trinken – gewinnen?

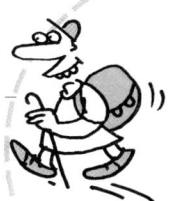

Personen, die pro Woche 3–4 Stunden Sport treiben (Stufe 2 der Bewegungspyramide), brauchen kein spezielles Ernährungsverhalten. Es genügt, die Empfehlungen für eine gesunde, ausgeglichene Ernährung zu befolgen, wie sie in der Nahrungsmittelpyramide dargestellt werden. Was für die Gesundheit allgemein gut ist, hat in vielen Fällen auch einen positiven Einfluss auf die Leistungsfähigkeit beim Sport.

stimmt bei mir	eher nicht	weiß nicht	

Das hat Einfluss auf die Leistung
(nach Chr. Mannhart)

☐ ☐ ☐   **Ausgeglichene Energiebilanz** (S. 38)
Die Energieaufnahme entspricht dem Energieverbrauch.
Eine geringere Zufuhr ist auf lange Sicht nicht leistungsfördernd.

☐ ☐ ☐   **Ausgeglichene Flüssigkeitsbilanz** (S. 70)
Als Basis ca. 1,5 bis 2 Liter Getränke pro Tag. Verluste durch Schwitzen müssen zusätzlich gedeckt werden.

☐ ☐ ☐   **Ausreichende Versorgung mit Eiweiß/Protein**
(Stufe 4 der Nahrungsmittelpyramide)
Der Bedarf für Freizeitsportler ist nicht generell erhöht und beträgt 0,8 g Eiweiß pro kg Körpergewicht (entspricht den Empfehlungen der Nahrungsmittelpyramide). Wer mehr trainiert, braucht je nach Sportart 1,2–1,8 g pro kg Körpergewicht. Das ist kein Problem, denn mehr Aktivität macht mehr Appetit, es wird mehr gegessen.

☐ ☐ ☐   **Sinnvolle Verteilung der Energie liefernden Nährstoffe** (S. 43)
Verteilung und Portionen entsprechen der Nahrungsmittelpyramide.

☐ ☐ ☐   **Ausreichend Vitamine, Mineralstoffe und Spurenelemente**
Eine dem Energiebedarf entsprechende, abwechslungsreiche, ausgeglichene Basisernährung liefert die lebensnotwendigen Stoffe. Wenn die Zufuhr dem Bedarf entspricht, bringt eine Ergänzung mit Vitamin- und Mineralstoff-Präparaten nicht mehr Leistungsfähigkeit.

☐ ☐ ☐   **Sinnvolle Verteilung der Mahlzeiten**
3 Hauptmahlzeiten und 2–3 Zwischenmahlzeiten sorgen für eine gleichmäßige Zufuhr.

☐ ☐ ☐   **Erholung nach der Anstrengung**
Kohlenhydratreiche Ernährung nach der Leistung verkürzt die Erholungszeit, dadurch kann nach kürzerer Zeit, z.B. nach 24 Stunden, wieder eine intensive Leistung erbracht werden.

Und ganz wichtig: nie die Freude am Essen verlieren!

© Verlag an der Ruhr ✏ Postfach 102251 ✏ 45422 Mülheim an der Ruhr ✏ www.verlagruhr.de ✏ ISBN 3-86072-934-9

Geheimrezepte

Aberglaube macht stark

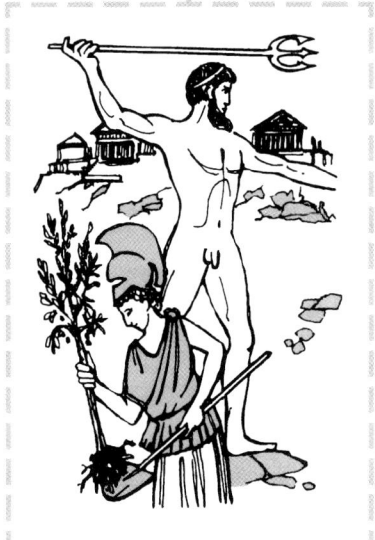

„Abergläubische Ernährungsriten haben den Sport seit jeher begleitet. Bei den griechischen Olympioniken galten Stierhoden als besonders leistungsfördernd; dafür verbannten sie gekochte und gebratene Speisen sowie kalte Getränke vom Tisch. Die römischen Athleten hingegen verköstigten sich ausgiebig mit Fleisch. Sie tranken Ochsenblut, weil sie glaubten, dass sich die tierischen Kräfte auf den Menschen übertrügen. Diogenes (griechischer Philosoph) zog aus derselben Überlegung einen etwas anderen Schluss: Athleten seien stumpfsinnig, weil sie aus Schweine- und Ochsenfleisch aufgebaut seien.

Tatsächlich glaubte man in der Antike, sich die besonderen Kräfte und Eigenschaften der Tiere gewissermaßen „einverleiben" zu können. So empfahl man Springern das Fleisch von sprungkräftigen Ziegen, Schwergewichtlern Fettes vom Schwein und Boxern und Werfern Stierfleisch."

Andreas Baumgartner, SVE Tabula Nr. 2/Juni 1996

Supplemente (z.B. Kreatin, Proteinpräparate, Carnitin) oder Nahrungs-Ergänzungsmittel sind Präparate, die zusätzlich zur Nahrung eingenommen oder gespritzt werden. Die Werbung für diese Präparate verspricht oft eine schnelle Leistungsverbesserung, vor allem in Kraftsport-, aber auch in Ausdauersportarten. Alle Mittel, die eine Leistungsverbesserung in kurzer Zeit vorgeben, muss man sehr kritisch hinterfragen. Wer Supplemente einnehmen will, sollte sich von einer Fachperson (Arzt, Ernährungsberater, Apotheker) beraten lassen. Vom Kauf über das Internet oder im Fitnesscenter wird abgeraten. Falsche oder unausgewogene Ernährung kann nicht mit der Einnahme von Supplementen ausgeglichen werden.

Wundermittel

Sei skeptisch gegenüber Produkten mit Anpreisungen dieser Art!

Weitere Informationen unter *www.dopinginfo.ch* oder *www.nada-bonn.de*

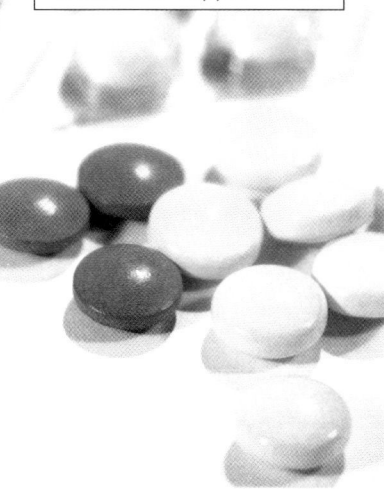

Ausgewogene Ernährung und angemessenes Training sind viel wichtiger für die körperliche Leistungsfähigkeit als irgendwelche Wundermittel und Supplemente.

Spielturnier und Ausdauerleistung

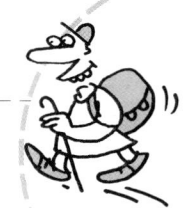

Über Essen und Leistung habt ihr jetzt schon eine Menge erfahren. Aber wie steht es mit der Umsetzung in die Praxis? Hierzu bieten euch Schulsportereignisse, Klassenfahrten oder Ausflüge, Projektwochen etc. die Möglichkeit. Geeignet sind z.B. mehrstündige Spielturniere, eine eintägige Fahrradtour, Wanderungen, eine Inline-Tour, ein Lauf über mehr als 15 km etc.

➡️ **Darum geht's beim Spielturnier**

Eine Spielsportart über längere Zeit ausüben und dabei prüfen, ob sich die geplante Verpflegung eignet.

➡️ **Darum geht's bei der Ausdauerleistung**

Eine Ausdauerleistung erbringen und dabei prüfen, ob sich die geplante Verpflegung eignet.

✐ **Macht einen Plan, was ihr vor, während und nach dem Turnier beziehungsweise der Ausdauerleistung essen (und trinken) werdet. Mehr dazu unter „Verpflegung", S. 64. Erstellt auf Grund des Menüplanes und der Personenzahl einen Einkaufszettel.**

✐ **Was erlaubt das Budget?**

✐ **Wie kann die Verpflegung mitgenommen werden (Verpackung, evtl. kühlen, Rucksack ...)?**

✐ **Tragt zu den angegebenen Zeitpunkten in der Tabelle eure Befindlichkeiten ein (Werte für Befindlichkeit siehe S. 40).**

Ergebnisse Spielturnier

Sportart (z.B. Fußball) _____

Datum _____

Temperatur _____

	Vor Spielturnier	Mitte Spielturnier	Ende Spielturnier	Eine Stunde später
Befindlichkeit				

✐ **Welche Erfahrungen hast du mit deinem Menüplan gemacht?**
   Isst du normalerweise ... *(Zutreffendes ankreuzen)*

☐ viel weniger   ☐ weniger   ☐ etwa gleich viel   ☐ mehr   ☐ viel mehr

Ergebnisse Ausdauerleistung

Ausdauerleistung _____   Datum _____   Temperatur _____

	Vor Leistung	Mitte Leistung	Ende Leistung	1 Std. nach Leistung
Befindlichkeit				

✐ **Welche Erfahrungen hast du mit deinem Menüplan gemacht?**
   Isst du normalerweise ... *(Zutreffendes ankreuzen)*

☐ viel weniger   ☐ weniger   ☐ etwa gleich viel   ☐ mehr   ☐ viel mehr

© Verlag an der Ruhr ✆ Postfach 102251 ✆ 45422 Mülheim an der Ruhr ✆ www.verlagruhr.de ✆ ISBN 3-86072-934-9

Verpflegung

Die folgenden Empfehlungen richten sich an Personen, die eine körperliche Leistung vollbringen, z.B. Spielturnier, Ausdauerleistung. Ziel ist eine bedarfsgerechte Verpflegung. Was ist sinnvoll? (Siehe auch S. 76, Getränkeauswahl.)

⇨ Vor der Aktivität (die letzten 6 Stunden)

Nie mit vollem oder ganz leerem Magen an den Start gehen! Keine Speisen essen, die schwer im Magen liegen!

Die Verpflegung

➤ ist reich an Kohlenhydraten in leicht verdaulicher Form
(z.B.: Biskuits, Zwieback, Früchtebrot, Teigwaren, Reis, fettarme Kartoffelgerichte, Mais, Getreideflocken, Weißbrot),

➤ ist fettarm
(z.B.: fettarme Nahrungsmittel, fettarme Zubereitungen wie Dämpfen, Dünsten, Sieden),

➤ enthält Eiweiß in leicht verdaulicher Form (wird nicht von allen Personen vertragen)
(z.B.: fettarme Milch, Jogurt, Quark, Rührei, Spiegelei, Fleisch, Fisch und Geflügel, magerer Schinken, Trockenfleisch),

➤ liefert genügend Flüssigkeit
(z.B.: Wasser, Mineralwasser, verdünnte Fruchtsäfte, Kräutertee).

⇨ Während der Aktivität

Kleine Portionen in regelmäßigen Abständen.

Die Verpflegung

➤ sorgt für Energienachschub, hauptsächlich durch Kohlenhydrate
(z.B.: Riegel, Banane, Biskuits, Zwieback. Wenn wenig feste Nahrung gegessen wird, sollten genügend kohlenhydrathaltige Getränke Zuckergehalt 50–80 g pro Liter, ohne Kohlensäure getrunken werden),

➤ liefert genügend Flüssigkeit und gleicht evtl. Mineralstoffverluste aus
(z.B.: Wasser, Mineralwasser, verdünnte Fruchtsäfte, Kräutertee).

⇨ Nach der Aktivität

Aufbauen mit vollwertigen Nahrungsmitteln. Die geleerten Speicher sollen wieder gefüllt werden.

Die Verpflegung

➤ bringt Wasser- und Mineralstoffhaushalt wieder ins Gleichgewicht
(z.B.: Wasser, Mineralwasser, verdünnte Fruchtsäfte, Kräutertee),

➤ führt möglichst rasch Kohlenhydrate zu, auch in Form von Zucker
(z.B.: Teigwaren, Reis, Kartoffeln, Pudding, Früchte, Fruchtsäfte, gezuckerte Getränke),

➤ baut verbrauchtes Eiweiß wieder auf
(z.B.: Fleisch, Fisch, Geflügel, Quark, Hüttenkäse, Eier, Hülsenfrüchte).

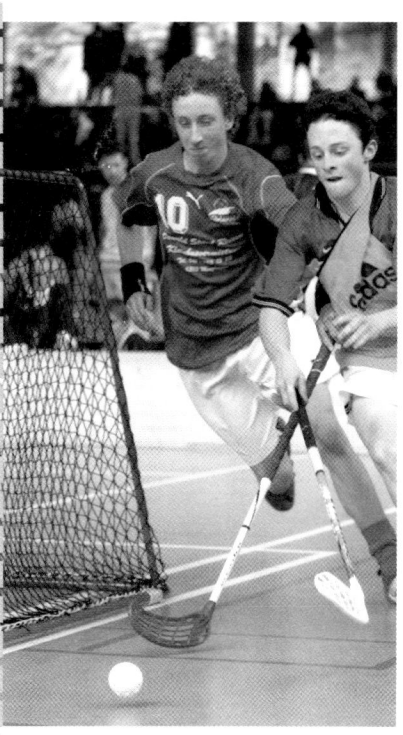

© Verlag an der Ruhr ✆ Postfach 102251 ✆ 45422 Mülheim an der Ruhr ✆ www.verlagruhr.de ✆ ISBN 3-86072-934-9

Temperatur- und Wasserhaushalt

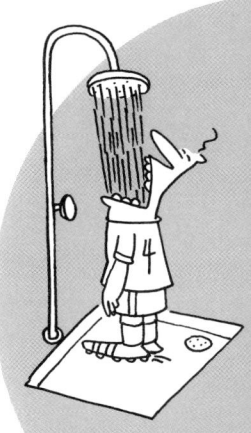

„Das Prinzip aller Dinge ist das Wasser, denn Wasser ist alles und ins Wasser geht alles zurück."

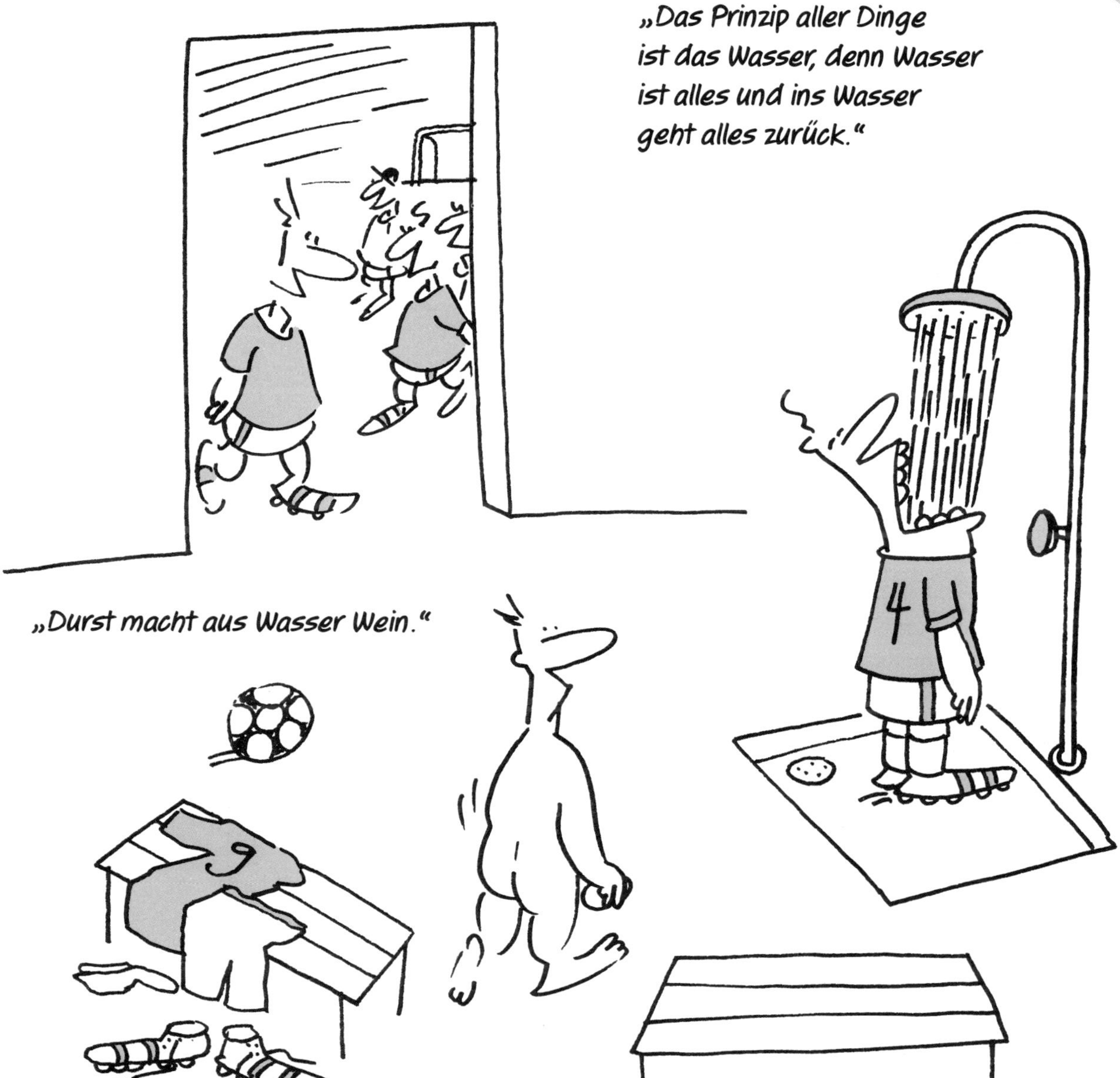

„Durst macht aus Wasser Wein."

„Eine gesunde Seele kann nicht in einem trockenen Körper wohnen."

Vom Schwitzen und Trinken

„Wie Schwitzen unseren Körper abkühlt"

Warum schwitzen wir überhaupt? Warum haben wir Durst? Warum löschen Getränke den Durst und was geschieht mit dem Wasser, das wir trinken?

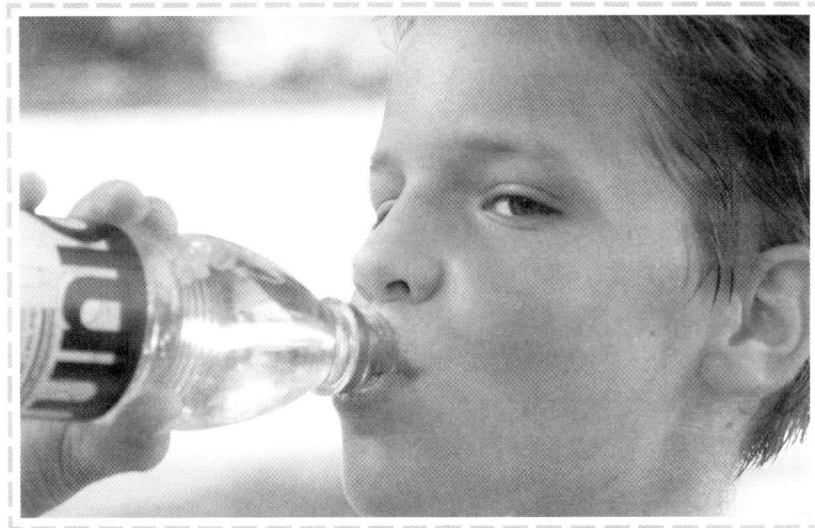

Hast du dir schon einmal Gedanken darüber gemacht, warum dir kalt wird, wenn du an einem heißen Sommertag aus dem Schwimmbad steigst und dann ein Windzug an dir vorbeizieht? Die gleiche Beobachtung kannst du übrigens machen, wenn du einen Finger in ein Wasserglas steckst und dann anpustest. Er wird spürbar kühler. Woran liegt das?

Deine Beobachtung beruht auf einem grundlegenden Phänomen: der Verdunstung.
Als Verdunstung bezeichnet man den Übergang vom flüssigen Wasser in einen dampfförmigen Zustand. Für diesen Vorgang ist Energie notwendig. Diese Energie wird der Flüssigkeit selber und auch der umgebenden Luft entzogen. Darum kühlen Flüssigkeit und Luft dann spürbar ab. Man bezeichnet dies auch als **Verdunstungskälte**.

Beim **Schwitzen** verteilen die ca. 2–3 Millionen Schweißdrüsen unserer Haut (v.a. Achselhöhlen, Handinnenflächen und Fußsohlen) eine feine Flüssigkeitsschicht auf unserer Haut. Bei der Verdunstung dieser Flüssigkeit entsteht Kälte, die unserem Körper hilft abzukühlen. Warum aber ist es notwendig, dass der Körper in bestimmten Situationen die Temperatur senken muss?

Dies hängt mit dem **Temperaturhaushalt** unseres Körpers zusammen. Über das Schwitzen können wir die Temperatur im Körper senken, wenn dieser zu überhitzen droht. Bei körperlicher Aktivität wird dein Körper vor allem über Verdunstung (Schwitzen) versuchen, die Körpertemperatur zu regulieren. Aber durch das Schwitzen wiederum verlieren wir Wasser, wodurch der **Wasserhaushalt** beeinflusst wird. Temperatur- und Wasserhaushalt stehen somit in engem Zusammenhang. Auf den folgenden Seiten wirst du mehr darüber erfahren.

© Verlag an der Ruhr · Postfach 102251 · 45422 Mülheim an der Ruhr · www.verlagruhr.de · ISBN 3-86072-934-9

Temperaturhaushalt & -regulation

Deine Körperkerntemperatur bewegt sich durchschnittlich zwischen 36,1°C (früh am Morgen) und 37,2°C (am Nachmittag). Sie ist damit relativ konstant. Gliedmaßen und Haut sind dagegen eher wechselwarm und passen sich in einem gewissen Ausmaß den Temperaturen der Umgebung an. Bei Frauen mit ausgereiftem Zyklus ist in der zweiten Zyklushälfte die Temperatur rund 0,5°C höher als in der ersten Hälfte.

➤ Überlege dir Situationen, in denen deine Körperkerntemperatur
  • höher als 37°C liegen könnte
  • tiefer als 36°C liegen könnte. (Lösungen S. 97)

➤ Deine Körpertemperatur kannst du unter dem Arm, im Mund oder im Darm messen. Miss fünf Tage nacheinander an der gleichen Körperstelle deine Temperatur, wenn möglich immer zur gleichen Zeit. Notiere die Temperatur an allen Tagen zu folgenden Ereignissen und errechne dafür jeweils deinen Durchschnittswert:
  • sofort nach dem Erwachen,
  • vor dem Schlafengehen,
  • nach dem Frühstück,
  • vor sportlicher Aktivität,
  • vor dem Mittagessen,
  • sofort nach sportlicher Aktivität,
  • nach der Schule und
  • eine Stunde nach sportlicher Aktivität.

✐ Fasse deine Resultate und Erfahrungen zusammen.

✐ Tauscht eure Resultate und Erfahrungen in der Gruppe aus. Gibt es irgendwelche Regelmäßigkeiten?

Unser Körper ist bestrebt, die Körpertemperatur möglichst konstant zu halten, da alle lebensnotwendigen Vorgänge nur in einem bestimmten Temperaturbereich optimal ablaufen.

Körpertemperatur-Bilanz

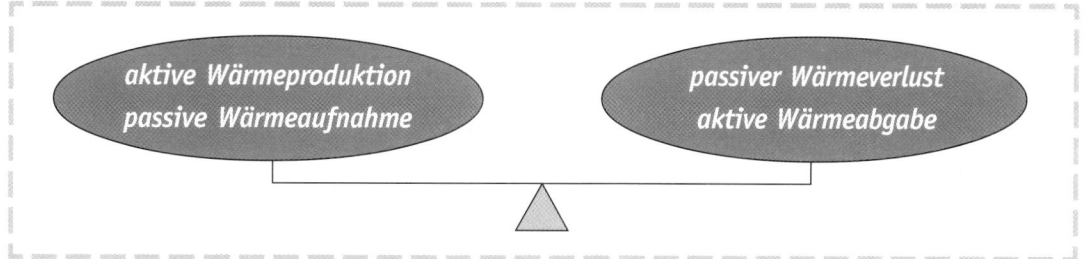

aktive Wärmeproduktion
passive Wärmeaufnahme

passiver Wärmeverlust
aktive Wärmeabgabe

✐ Versuche die Abbildung mit deinen eigenen Worten zu erklären. Was ist dargestellt?

✐ Überlege dir Beispiele, wie unser Körper aktiv Wärme produziert und abgibt sowie passiv Wärme aufnimmt und verliert.

© Verlag an der Ruhr ☾ Postfach 102251 ☾ 45422 Mülheim an der Ruhr ☾ www.verlagruhr.de ☾ ISBN 3-86072-934-9

Kühle Drinks und Magenwärmer

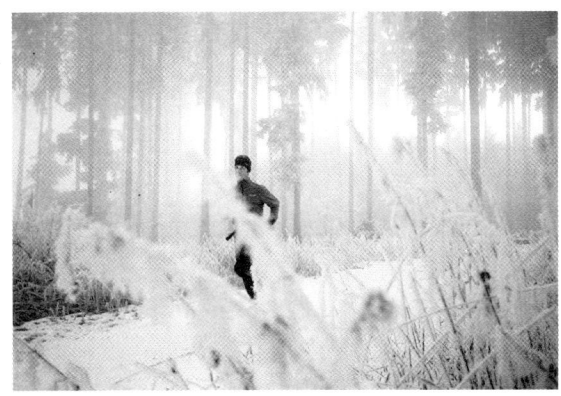 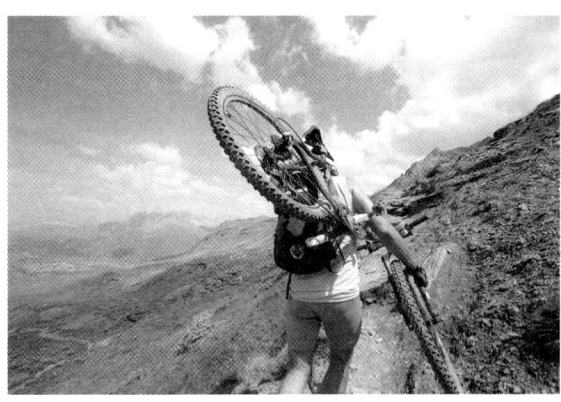

Draußen ist es bitterkalt, es weht ein eisiger Wind. Nach drei Stunden Waldlauf kommst du völlig durchfroren heim und stellst fest: Zum Abendessen gibt es kalte Tomatensuppe!

Weil du erst am Vormittag zur Radtour gestartet bist, musst du bei größter Hitze die Steigung zur Passhöhe nehmen. Oben gibt es zum Glück ein Bergrestaurant, doch heute gibt es dort nur heißen Kakao!

Eine warme Suppe wärmt den Magen, kühle Getränke erfrischen.

✐ **Sommer und Eis, gehört das auch für dich zusammen? Warum?**

_____

_____

✐ **Welches sind deine bevorzugten Getränke im Winter?**

_____

_____

✐ **Bei heißem Wetter sollte man nicht unbedingt eiskalte Getränke, sondern eher lauwarme trinken. Warum? (Lösungen S. 97)**

_____

_____

Nicht nur die Temperatur einer Speise entscheidet über „wärmend" oder „kühlend"; Einfluss haben auch gewisse Inhaltsstoffe der Nahrungsmittel, z.B. **Capsaicin** (Chili, Paprika und daraus hergestellte Produkte) verursacht brennende Schärfe. Dieser natürliche Stoff reizt Nerven im Mundbereich und regt den Kreislauf an: Scharfe Speisen können Schweißausbrüche auslösen. Die Schmerzen nach direktem Kontakt mit Chilischoten erinnern an Verbrennungen, sind aber vollkommen ungefährlich und klingen von selbst wieder ab. Der **Curry-Reis**, hinter dem auf der Speisekarte „very hot" steht, wird also nicht kochend heiß serviert, sondern ist sehr scharf (hot, engl. = scharf).

Alkohol erweitert die peripheren Blutgefäße (Finger, Ohren ...), die Wärmeabgabe verstärkt sich. Im Winter erhöht sich dadurch die Gefahr von Erfrierungen, auch wenn Alkohol im ersten Moment ein Wärmegefühl erzeugt.

© Verlag an der Ruhr ✆ Postfach 102251 ✆ 45422 Mülheim an der Ruhr ✆ www.verlagruhr.de ✆ ISBN 3-86072-934-9

Wasser – die Quelle des Lebens

Ohne körperliche Aktivität und bei normaler Außentemperatur benötigst du trotzdem Getränke, rund 1,5 l pro Tag. Weißt du, wie viel du pro Tag trinkst? Überprüfe deine Trinkgewohnheiten mit folgendem Versuch. Nimm eine leere 1,5-l-Flasche. Beginn den Versuch am Morgen. Jedes Mal, wenn du etwas trinkst, füllst du die gleiche Menge Wasser in die Flasche ein. Am Abend vor dem Zu-Bett-Gehen wirst du sehen, wie viel du getrunken hast. Mach den Versuch auch an einem Tag, an dem es heiß ist und du dich zusätzlich viel bewegst.

🕙 **Trage die Werte in eine Tabelle ein.**

Beachte: Milch kannst du zwar zur Trinkmenge rechnen, in der Nahrungsmittelpyramide bilden Milch und Milchprodukte aber eine eigene Gruppe.

Für Gesundheit und Leistungsfähigkeit ist es nicht nur entscheidend, wie viel du trinkst, sondern auch was du trinkst. Informationen dazu findest du in diesem Kapitel unter „Dein eigenes Sportgetränk"
(S. 77).

Zwei Drittel unseres Körpers bestehen aus Wasser! Wasser ist sehr bedeutsam für uns. Es dient in unserem Körper als …

➤ **Baustoff:**
Wasser ist Bestandteil aller Körperzellen und -flüssigkeiten (z.B. Blut).

➤ **Lösungs- und Transportmittel** für Nährstoffe, Enzyme und Hormone. Wasser führt auch Abfallprodukte aus dem Stoffwechsel zu den Ausscheidungsorganen. Dazu ist eine tägliche Mindestharnmenge von 0,5 l erforderlich.

➤ **Wärmeregulator:**
Schwitzen ist eine Möglichkeit des Körpers, Wärme abzugeben und einer Überhitzung vorzubeugen. Bei körperlichen Aktivitäten ist das besonders wichtig.

➱ ## Wasser und Mineralstoffe – zwei lebenswichtige Nährstoffe

Der Wasser- und der Mineralstoffhaushalt sind eng miteinander verbunden. Der Körper kann Wasser nur binden, wenn genügend Mineralstoffe vorhanden sind. Umgekehrt kann er Mineralstoffe nur verwerten, wenn sie in Wasser gelöst sind. Natrium, Chlorid und Kalium sind die wichtigsten Mineralstoffe im Zusammenhang mit dem Wasserhaushalt. Bei großen Flüssigkeitsverlusten gehen auch die im Wasser gelösten Mineralstoffe (Elektrolyte) verloren, die wesentlich an den biochemischen Prozessen (z.B. Nervenimpulse) in den Zellen beteiligt sind.

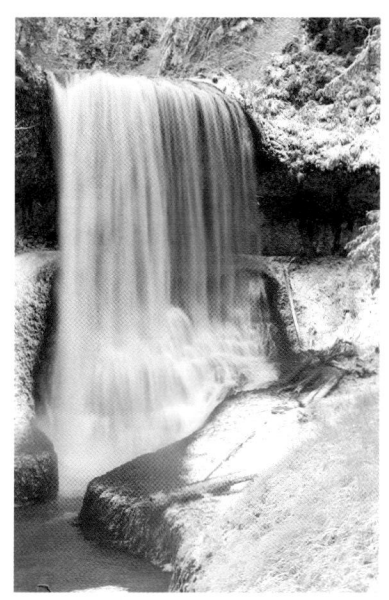

© Verlag an der Ruhr 🖉 Postfach 102251 🖉 45422 Mülheim an der Ruhr 🖉 www.verlagruhr.de 🖉 ISBN 3-86072-934-9

Die Wasserbilanz

Der Wasserbedarf ist vom Verlust abhängig. So viel Wasser wie unser Körper abgibt, müssen wir ihm wieder zuführen, damit unser Wasserhaushalt im Gleichgewicht ist.

An einem ruhigen Tag:
Die Wasserbilanz ist ausgeglichen, die Verluste werden gedeckt.

Zufuhr		Abgabe
Getränke 1,5 l		unmerkliche Wasserabgabe durch die Haut und durch die Atmung 1,1 l
feste Nahrung 1,0 l	=	Ausscheidungen Urin 1,5 l Stuhl 0,1 l
Nährstoffabbau 0,3 l		Schweiß 0,1 l
total 2,8 l		*total 2,8 l*

An einem Tag mit sehr starkem Schwitzen (3 Stunden Radfahren bei heißer Witterung):

Zufuhr		Abgabe
		unmerkliche Wasserabgabe durch die Haut und durch die Atmung 1,2 l
	=	Ausscheidungen Urin 0,5 l Stuhl 0,1 l
		Schweiß 3 l
		total 4,8 l

✐ **Wie würdest du die Wasserbilanz hier ausgleichen? Trage die Werte ein. (Hinweis: Da mehr Nährstoffe abgebaut werden, gewinnt der Körper daraus auch mehr Wasser, ca. 1 l total). (Lösungen S. 97)**

✐ **Wäre die Lösung für dich persönlich auch durchführbar?**

Interessante Tatsachen:

➤ Unser Wasserbedarf ist vom Verlust abhängig. Die dem Körper entzogene Flüssigkeit muss wieder ersetzt werden.

➤ Flüssigkeitsmangel beeinflusst unsere Leistungsfähigkeit unmittelbar.

➤ Zusätzliches Wasser kann unser Körper nicht speichern. Somit können wir nicht auf Vorrat trinken. Pro Stunde können höchstens 0,8 l den Magen verlassen, um vom Körper aufgenommen zu werden. Auch bei großen Flüssigkeitsverlusten geht dies nicht schneller.

© Verlag an der Ruhr ✸ Postfach 102251 ✸ 45422 Mülheim an der Ruhr ✸ www.verlagruhr.de ✸ ISBN 3-86072-934-9

Wie merkt man Flüssigkeitsmangel?

Damit du erlebst, wie sich die (fehlende) Flüssigkeit bei körperlicher Aktivität auswirkt, führe im Sportunterricht oder in der Freizeit 2-mal folgenden Versuch (1-mal ohne trinken, 1-mal mit trinken) durch.

➤ Du bewegst dich 45 Minuten lang ohne Unterbrechung und versuchst, möglichst viel zu schwitzen.

➤ Dabei trägst du in folgender Tabelle möglichst alle Werte ein.

Einige Hinweise zu den Daten:

Gewicht: Miss vor und nach der Aktivität unter gleichen Bedingungen (z.B. ohne Schuhe).

Leistung: Bei einem 45-Minuten-Lauf gibst du die Distanz an, bei einem Zirkeltraining die Anzahl der Stationen, auf Ausdauergeräten die verbrauchte Energiemenge (kJ/kcal auf dem Display ablesen).

Puls: Falls du einen Pulsmesser hast, benutze ihn; sonst miss den Puls von Hand. Werte für Befindlichkeit siehe S. 40.

Versuch 1: *ohne* Flüssigkeitszufuhr

	Zu Beginn der Aktivität	Nach 22 Minuten	Nach 45 Minuten	10 Minuten später	Differenz
Gewicht in kg		////		////	
Leistung	////	////		////	////
Befindlichkeit					////
Körpertemperatur		////		////	
Pulswert					////

Versuch 2: *mit* Flüssigkeitszufuhr

	Zu Beginn der Aktivität	Nach 22 Minuten	Nach 45 Minuten	10 Minuten später	Differenz
Gewicht in kg		////		////	
Leistung	////	////		////	////
Befindlichkeit					////
Körpertemperatur		////		////	
Pulswert					////
Trinkmenge	////	////		////	

© Verlag an der Ruhr · Postfach 102251 · 45422 Mülheim an der Ruhr · www.verlagruhr.de · ISBN 3-86072-934-9

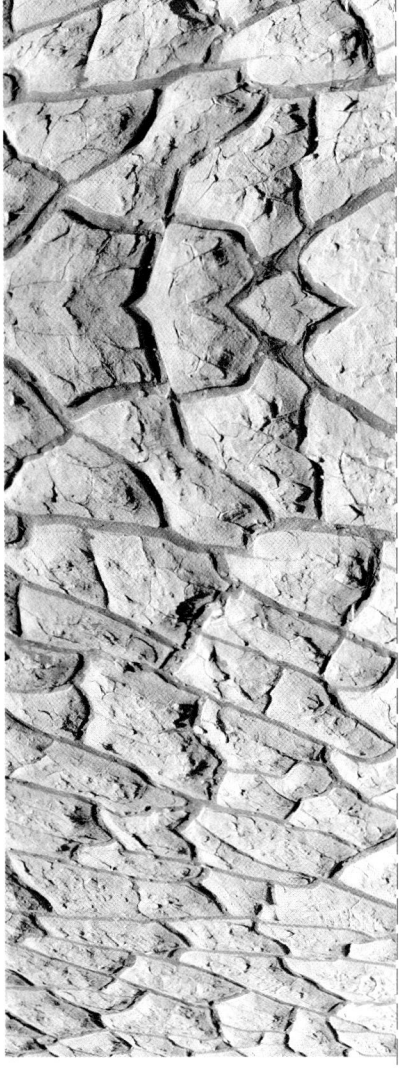

⟳ **Vergleiche die Werte, die du auf S. 71 eingetragen hast mit denen anderer Jugendlicher und tausche deine Erfahrungen mit ihnen aus:**

Für die Entstehung von Flüssigkeitsmangel ist natürlich auch entscheidend, ob bereits vor der Aktivität über längere Zeit zu wenig getrunken wurde.

Tipps zum „Richtig Trinken"

➤ Viel trinken hilft unserem Kreislauf, stabil zu bleiben. Wir können uns dann besser konzentrieren und sind wacher und aufmerksamer. Trink darum **bei jeder Gelegenheit**! Wasser und Getränke gehören in die unterste, größte Stufe der Nahrungsmittelpyramide.

➤ Trinke täglich mindestens **1,5 l** Flüssigkeit!

➤ Trinken ist Gewohnheitssache. Eine Wasserflasche oder ein Kanne Tee in Reichweite erinnert dich an regelmäßiges Trinken.

➤ Dies gelingt dir ganz einfach, in dem du dir eine **1,5-l-Wasserflasche** mit Mineralwasser, Tee oder einer Schorle füllst!

➤ Dann weißt du immer, dass du die richtige Menge an Flüssigkeit zu dir genommen hast!

➤ **Durst** empfinden wir erst, wenn bereits ein Wassermangel vorhanden ist. Das Körpersignal kommt **zu spät**.

➤ Körperliche Aktivität regt den Durst weniger stark an als Hitze. Vergiß aber nicht, auch nach Aktivitäten bei kühler Witterung zu trinken!

Auswirkungen bei Flüssigkeitsverlust

Der Wasserbedarf ist allgemein abhängig

➤ vom Alter (Kinder benötigen pro kg Körpergewicht mehr Flüssigkeit als Erwachsene),

➤ vom Körpergewicht,

➤ vom Klima,

➤ von der Zusammensetzung der Nahrung (z.B. Salzgehalt),

➤ vom Grad der körperlichen Aktivität.

Länger andauernde, starke körperliche Belastung kann zu enormen Wasserverlusten führen. Ein Ausdauersportler kann während eines Marathons bis zu vier Liter Schweiß verlieren, selbst wenn die Umgebungstemperatur nicht mehr als 20°C beträgt.

Nicht ergänzte Wasser- und Mineralstoffverluste wirken sich negativ auf die körperliche und geistige Leistungsfähigkeit aus.

© Verlag an der Ruhr ✆ Postfach 102251 ✆ 45422 Mülheim an der Ruhr ✆ www.verlagruhr.de ✆ ISBN 3-86072-934-9

Wie merkt man Flüssigkeitsmangel?

Verlust in % des Körpergewichts	Verlust in Liter (Person von 70 kg)	Verlust in Liter (bei dir)	Auswirkungen
1–2	0,7–1,4		Leistung um ca. 10% vermindert, Durst
5	3,5		Schwäche, Müdigkeit, Reizbarkeit, Übelkeit, geringere Urinproduktion
6–10	4,2–7		Muskelschwäche, Schwindel, Kopfschmerzen, Muskelkrämpfe, unsicherer Gang, Verwirrung
ab 10	7 und mehr		lebensbedrohlich

Der Körper kann Wassermangel vorerst noch durch Flüssigkeit aus den Zellzwischenräumen und den Blutgefäßen ausgleichen, aber dadurch nimmt das Blutvolumen ab und das Blut wird dickflüssiger.
Dies führt z.B. zum Abfall des Schlagvolumens (Menge an Blut, die mit einem Herzschlag in den Blutkreislauf gepumpt wird) und zur Verminderung des Herzminutenvolumens (Menge an Blut, die innerhalb einer Minute in den Blutkreislauf gepumpt wird).
Somit können die Muskeln nicht mehr in gleichem Maß mit Sauerstoff und Nährstoffen versorgt werden. Zudem vermindert sich wegen des Flüssigkeitsmangels die Menge für den Schweißfluss, was einen zusätzlichen Anstieg der Körpertemperatur bewirkt.

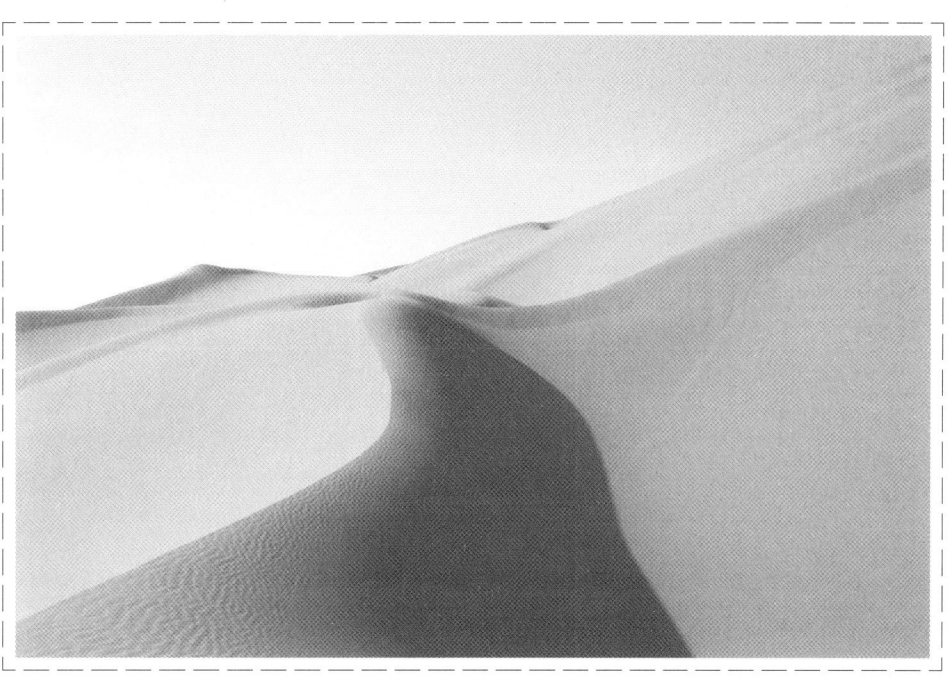

© Verlag an der Ruhr ⟳ Postfach 102251 ⟳ 45422 Mülheim an der Ruhr ⟳ www.verlagruhr.de ⟳ ISBN 3-86072-934-9

Energie durch Drinks?

Ausreichendes Trinken hält uns gesund. Aber Trinken ist weit mehr als nur Flüssigkeitsversorgung. Es ist auch ein **gesellschaftliches Ereignis**, das man mit anderen Menschen teilen kann (z.B. die „Teatime" in England oder Kaffeezeremonien in Afrika). Außerdem trinken wir oft auch, weil wir uns von den Getränken einen **Zusatznutzen** versprechen (z.B. Tees, wenn wir krank sind, oder Kaffee, um wach zu werden). Deshalb hat die Industrie einige Getränke entwickelt, die uns „energiereicher, konzentrierter, ausdauernder und reaktionsschneller" machen sollen. Man nennt solche Getränke **„Energy-Drinks"**. Sie bestehen vor allem aus Wasser und Zucker (bis zu 11 Würfelzucker können in einer kleinen Dose mit 200 ml sein). Daneben sind noch verschiedene Süß-, Mineral-, Aromastoffe, Geschmacksverstärker, Taurin und Koffein enthalten. Die Wirkung der Aminosäure Taurin ist noch unklar, soll aber angeblich die Aufnahme der übrigen Stoffe in den Körper beschleunigen. Koffein wirkt zunächst anregend auf den Körper. In größeren Mengen führt es jedoch zu Herzklopfen, Kopfschmerzen, Nervosität, Schlaflosigkeit und Kreislaufproblemen. Problematisch ist, dass ein hoher Koffeingehalt harntreibend wirkt. Deshalb kann es gerade, wenn man sich viel bewegt (z.B. in der Disco) zu gefährlichen Wasserverlusten kommen. Der hohe Zuckergehalt kann die Zähne schädigen und bei langandauernder positiver Energiebilanz zu Übergewicht führen.

Die Menge macht's! Es ist wichtig zu wissen, welche Wirkung Energy-Drinks auf den Körper haben. Deshalb muss man aufpassen, nicht zu viel von solchen Getränken zu sich nehmen! Den Flüssigkeitsbedarf des Körpers kann man mit ihnen nicht decken – im Gegenteil: ***Sie entziehen dem Körper Wasser. Umso wichtiger ist es, ausreichend Wasser zu trinken!***

Folgende Getränke sind als Flüssigkeitsersatz bei sportlichen Aktivitäten ungünstig:

Getränk	Zucker	Eiweiß, Fett	Alkohol	Künstlicher Süßstoff	Kohlensäure	Koffein	Wirkstoffe, Medizin
Kaffee						■	
Schwarztee, Grüntee						■	
Eistee	■					■	
Limonade, Süßgetränk	■				■		
Cola-Getränk	■				■	■	
Light-Getränk				■	■		
Milch, Milchgetränk		■					
Bier, Wein			■				
Alcopop	■		■				
Energy-Drink	■				■	■	■
Hustentee, Getränk gegen Grippe, Fieber, Erkältung							■

© Verlag an der Ruhr 🖉 Postfach 102251 🖉 45422 Mülheim an der Ruhr 🖉 www.verlagruhr.de 🖉 ISBN 3-86072-934-9

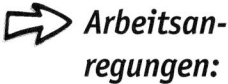

Erklärungen

Die Wirkung der einzelnen Bestandteile ist abhängig von der getrunkenen Menge. Im Alltag wirst du die Eigenschaften der Getränke etwas anders beurteilen. Entscheide selbst, welches Getränk wann für dich sinnvoll ist!

Zucker:

Stark gezuckerte Getränke (> 100 g/l) verlassen den Magen weniger rasch als Wasser und können vom Körper weniger schnell genutzt werden. Viele stark gezuckerte Getränke sind außerdem arm an Vitaminen und Mineralstoffen und tragen wenig zu einer ausgewogenen Ernährung bei.

Eiweiß, Fett:

Diese Nährstoffe belasten den Magen und die Flüssigkeit wird weniger rasch aufgenommen. Eiweiß und Fett gehören aber zu einer ausgeglichenen Ernährung!

Alkohol:

Ein untauglicher Durstlöscher (harntreibend = diuretisch), vermindert die Leistungsfähigkeit und die Reaktion.
Er belastet den Stoffwechsel und verlangsamt die Erholung.

Künstliche Süßstoffe (z.B. Aspartam, Cyclamat):

Künstlich gesüßte Getränke liefern kaum Energie. Bei länger andauernden Aktivitäten (> 1 Stunde) ist ein Energienachschub (30–80 g Zucker/l) wichtig.

Kohlensäure:

Völlegefühl im Magen, Blähungen.

Koffein:

Anregende Wirkung, harntreibend, es steht nicht alles Wasser für den Körper zur Verfügung.

Wirkstoffe:

Stoffe in Arzneimittel-Getränken wirken auf den Körper (Hustentee z.B. wirkt entzündungshemmend, schleimlösend); Dosierung beachten. Gewisse Arzneimittel stehen auch auf der Dopingliste.

➡️ *Arbeitsanregungen:*

✎ Trinken „spricht" oft auch unsere Gefühle an. Überlegt euch, warum ihr bei bestimmten Gelegenheiten bestimmte Getränke zu euch nehmt.

✎ Warum darf man von einigen Getränken nicht zu viel trinken?

✎ Schrille Dosen, grelle Farbstoffe, sprudelnde Kohlensäure. „Coole Erfrischungsgetränke" sind häufig auch in einer „coolen Verpackung". Beschäftigt euch in Gruppenarbeit mit verschiedenen solcher Getränke, die ihr kennt. Was soll uns an der Verpackung ansprechen (z.B. Etiketten, Flaschenform, Farbgestaltung ...)? Welche Farbe hat das Getränk? Welche Inhaltsstoffe hat es? Welche Gefühle verbindet ihr damit? Wie ist das Getränk zu bewerten?

© Verlag an der Ruhr ○ Postfach 102251 ○ 45422 Mülheim an der Ruhr ○ www.verlagruhr.de ○ ISBN 3-86072-934-9

Körperlich aktiv & richtig trinken

➡️ *Bedarfsgerechte Flüssigkeits- und Elektrolytzufuhr*
(Elektrolyte = in Wasser gelöste Mineralstoffe)

➤ Um den Flüssigkeitsbedarf zu decken, würde Wasser ausreichen; die Nährstoffe können mit den Nahrungsmitteln eingenommen werden. Allerdings ist Wasser geschmacklich nicht so beliebt.

➤ Darauf achten, dass vor einem Wettkampf bereits Tage vorher genug getrunken wird, um nicht schon mit Flüssigkeitsmangel (dehydriert) an den Start zu gehen.

➤ 1–2 Stunden vor der Aktivität ca. $\frac{1}{2}$ l trinken, 15–30 Min. vor Start nochmals trinken (1 Becher = 2 dl).

➤ Bei Dauer unter 60 Min. (vor allem bei heißem Wetter) ca. 2 dl Wasserzufuhr alle 10–15 Min., ab 60 Min. Getränk (Zuckergehalt 50–80 g pro l) mit Beifügung von Kochsalz (1 g pro l).

➤ Ein Getränk wählen, das als angenehm empfunden wird, nicht zu kühl und ohne Kohlensäure.

➤ Sofort nach der Aktivität trinken (Zuckergehalt 50–80 g pro l), dann alle 1–2 Stunden wieder trinken.

➤ Trinkmenge, Dosierung und Getränkeart im Training ausprobieren, keine Experimente im Wettkampf.

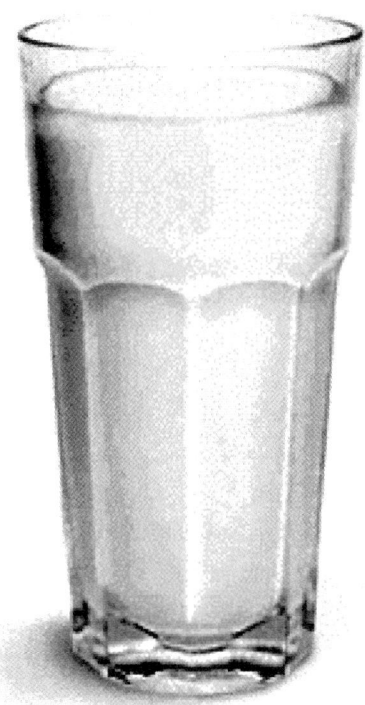

Getränke für Training & Wettkampf

Wasser reicht zur Deckung unseres Flüssigkeitsbedarfes vollkommen aus. Man findet im Handel aber auch so genannte **„Isotonische Getränke"**, die speziell für Leistungssportler entwickelt worden sind.

Isotonische Getränke sind so genannte Elektrolyt-Produkte (Elektrolyte = in Wasser gelöste Mineralstoffe). Sie enthalten eine ähnliche Konzentration an gelösten Zuckerarten und Mineralstoffen wie die Körperflüssigkeit. Diese Getränke belasten den Magen wenig und werden vom Körper rasch aufgenommen, vorausgesetzt man nimmt keine zusätzliche Nahrung zu sich. Diese würde die Konzentration verändern.

Isotonische Getränke sind für den Flüssigkeitsausgleich vor und während der sportlichen Aktivität zusammengesetzt und dienen als sofortige Energiequelle. Angebote: als Getränk oder in Pulverform (kann individuell dosiert werden). Leistungssportler mit häufiger, regelmäßiger Belastung können von Spezialgetränken profitieren. Für die breite Masse der Sport Treibenden hingegen sind sie nicht nötig.

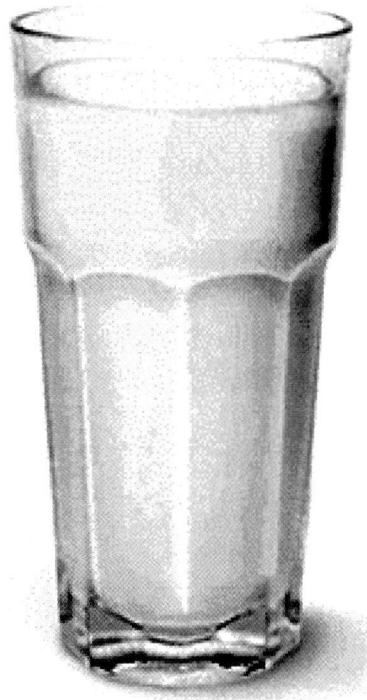

© Verlag an der Ruhr 🖋 Postfach 102251 🖋 45422 Mülheim an der Ruhr 🖋 www.verlagruhr.de 🖋 ISBN 3-86072-934-9

Dein eigenes Sportgetränk

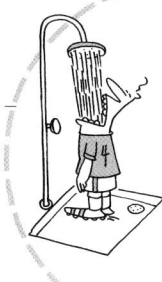

1 Teil Fruchtsaft

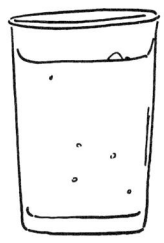

2 bis 3 Teile Wasser

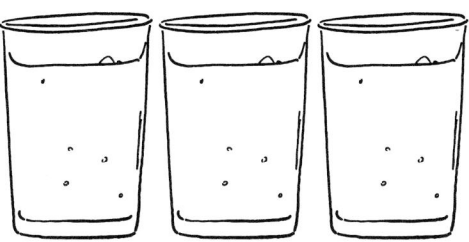

- ➤ Fruchtsäfte liefern Kalium und Kohlenhydrate.
- ➤ Besonders geeignet sind Apfel- und Orangensaft.
- ➤ Beerensäfte sind auch reich an Kalium, leider sind sie nicht überall erhältlich.
- ➤ Nach dem Sport ist ein höherer Saftanteil sinnvoll.

> **Tipp:** Man kann auch erst verschiedene Fruchtsäfte mischen und dann mit Wasser vermischen!

- ➤ Mineralwasser führt dem Körper auch Mineralstoffe zu (Magnesium und Calcium, Gehalt unterschiedlich je nach Mineralwasser-Marke). Produkt ohne Kohlensäure wählen.
- ➤ Leitungswasser oder Früchtetees sind auch geeignet, allerdings liefern sie kaum Mineralstoffe.

- ➤ Bei heißem Wetter wird zuerst der Flüssigkeitsmangel die Leistung verringern. Deshalb 3 Teile Wasser verwenden.

Temperatur
- ➤ Im Sommer nicht eiskalt, aber erfrischend kühl 12–20°C.
- ➤ Im Winter leicht erwärmt.

Kriterien für einen guten Durstlöscher
- ➤ Ich mag den Geschmack des Getränkes.
- ➤ Ich vertrage das Getränk gut.
- ➤ Ich kann damit die Wasserverluste ausgleichen.
- ➤ Das Getränk liefert Kohlenhydrate (30–80 g/l).
- ➤ Ich kann das Getränk problemlos beschaffen.
- ➤ Das Getränk ist sinnvoll verpackt (Abfall!).
- ➤ Das Getränk ist preiswert.

„Himbeer Speed" & „Apple Jump"

- ⏱ Seid kreativ, in dem ihr verschiedene Fruchsäfte mischt, bevor ihr das Wasser hinzufügt.

- ⏱ Bildet Gruppen, je nachdem welches Sportgetränk euch am besten schmeckt (z.B. Apfelsaft- oder Himbeersaftschorle). Überlegt euch einen interessanten Namen für euer Getränk und eine ansprechende Verpackung, in der man es anbieten könnte. Überlegt euch einen Werbespruch und zeichnet die Verpackung. Erstellt dann ein Plakat damit.

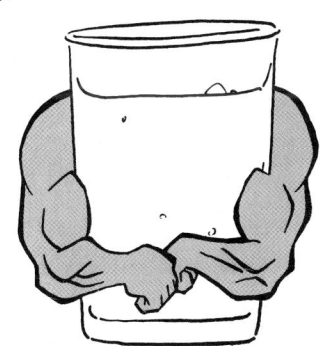

© Verlag an der Ruhr ❂ Postfach 102251 ❂ 45422 Mülheim an der Ruhr ❂ www.verlagruhr.de ❂ ISBN 3-86072-934-9

Projektidee: Im Unterricht trinken?

Auf S. 72 hast du einige Hinweise bekommen, wie man „richtig" trinkt.
Schaue dir diese Tipps noch einmal in Ruhe an.

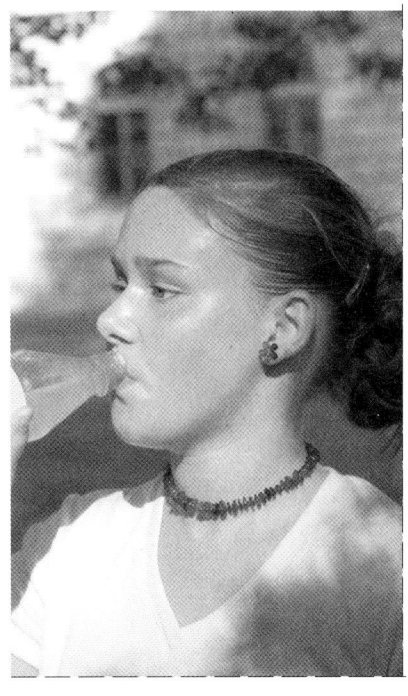

⏀ **Diskutiert nun in der Klasse:**

➤ Welche Vor- und Nachteile des Trinkens im Unterricht gibt es? Ist es sinnvoll, Trinken während des Unterrichts zuzulassen?
➤ Wenn ja, wie könnte man ein solches Projekt verwirklichen?

⏀ **Diskutiert in Gruppen und tragt eure Ergebnisse dann in der Klasse zusammen:**

➤ Was muss man alles organisieren und planen, um das Projekt umzusetzen?
➤ Sollen „Trinkregeln" aufgestellt werden?

⏀ **Erarbeitet nun in Gruppenarbeit geeignete Regeln, damit man das Trinken im Unterricht auch umsetzen kann. Beachtet dabei:**

➤ Wie oft soll getrunken werden? Welche Mengen sollen getrunken werden?
➤ Wann soll im Unterricht getrunken werden (immer oder z.B. nur bei Stillarbeit, Klassenarbeiten ...)?
➤ Einigt euch in der Klasse gemeinsam auf eine Vorgehensweise. Schreibt die fertigen Regeln auf ein Plakat.

Tipps zur Umsetzung

➤ Am sinnvollsten ist es, als Getränk Mineralwasser anzubieten. Warum?
➤ Führt einen Geschmackstest durch mit verschiedenen Kohlensäuregehalten durch: Mögt ihr lieber Mineralwasser ohne, mit wenig oder mit viel Kohlensäure?
➤ Errechnet, wie viel Wasser ihr in der Woche und im Monat benötigt. Als Grundlage nimmt man ungefähr 0,5 l Wasser pro Schüler und Schultag.
➤ Erkundigt euch bei Mineralbrunnen in eurer näheren Umgebung nach Sonderkonditionen und Lieferbedingungen.

➤ Fragt auch bei verschiedenen Getränkelieferanten nach Preisen und Lieferbedingungen. Können sie die leeren Kästen auch wieder mitnehmen?
➤ Organisiert einen Lagerraum in der Schule. Bezieht Hausmeister und Schulkiosk in die Organisation mit ein.
➤ Richtet einen „Getränkedienst" ein (ähnlich wie den Tafeldienst ...). Dieser besorgt neues Wasser, räumt Leergut in den Kasten zurück und spült benutzte Becher.
➤ Schön ist es, wenn jeder Schüler einen eigenen Trinkbecher erhält. Besorgt eine Plastikkiste, in die ihr eure benutzten Becher stellen

könnt, damit der Getränkedienst sie entsorgen kann.

⏀ **Probiert 2–3 Wochen lang eure Idee umzusetzen.**

➤ Wie sind eure Erfahrungen damit?
➤ Wo lagen Schwierigkeiten? Was sollte man verbessern?

Das Trinken im Unterricht sollte mehr als ein Projekt sein. Versucht, es fest in euren Schulalltag einzubauen. Berichtet z.B. in der Schülerzeitung davon und weitet es eventuell auf die gesamte Schule aus.

Idee nach: *www.trinken-im-unterricht.de*

© Verlag an der Ruhr ☙ Postfach 102251 ☙ 45422 Mülheim an der Ruhr ☙ www.verlagruhr.de ☙ ISBN 3-86072-934-9

Spiel und iss mit!

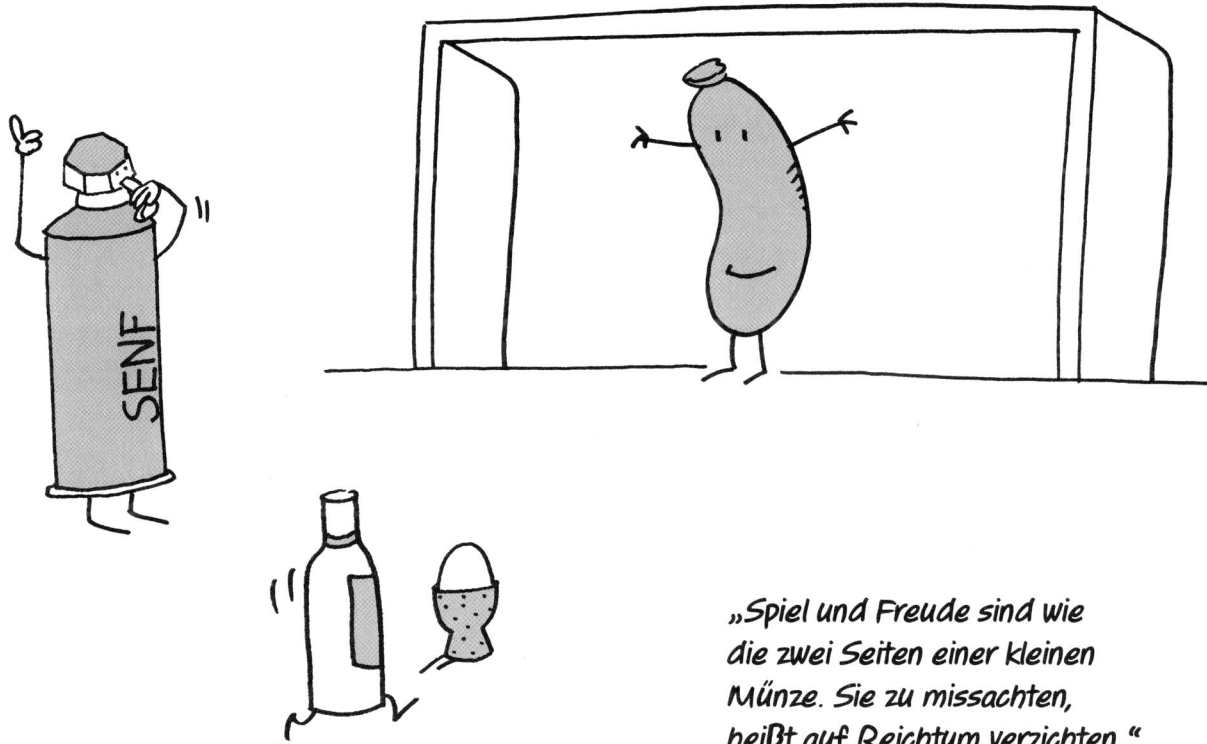

„Eine gute Küche ist das Fundament allen Glücks."

„Ein gutes Mahl lohnt Müh und Qual."

„Spiel und Freude sind wie die zwei Seiten einer kleinen Münze. Sie zu missachten, heißt auf Reichtum verzichten."

„Die Quelle alles Guten liegt im Spiel."

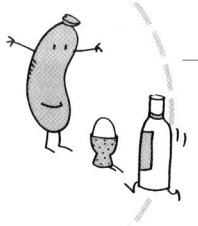

Von der Steinzeit zum Extremsport

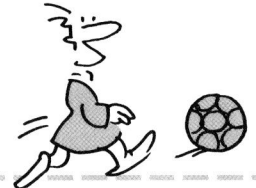

Warum bewegen wir uns?

Genetische Merkmale (= durch Vererbung bestimmte Merkmale) und Verhaltensweisen des Menschen wurden durch Entwicklung und Anpassung über mehrere Millionen Jahre geprägt. Nahrung, welche die Energie zum Überleben bereitstellte, war immer knapp und nicht beliebig verfügbar. Um sich diese Energie zu sichern, war der Mensch als **Jäger und Sammler** gezwungen, sich für die Nahrungssuche zu bewegen.

Über Jahrmillionen führten diese Verhältnisse zu einem nicht nur dem Menschen eigenen Verhalten. Es galt, sich möglichst viel der knapp vorhandenen Nahrung (= kalorische Energie) zu sichern (= viel Nahrung zu finden) und dabei möglichst wenig der vorhandenen Energie zu verbrauchen (= sich möglichst wenig bewegen). Am erfolgreichsten waren die Arten, die sich in Sachen Energie **effizient und ökonomisch** verhielten. Bewegung war zwar lebensnotwendig, aber der Mensch lebte nicht, um sich zu bewegen, sondern er bewegte sich, um zu leben. Die Verhältnisse bezüglich der Energie-

verfügbarkeit in den westlichen **Industrienationen** haben sich in den letzten 50 Jahren grundsätzlich verändert. Einerseits ist Nahrung im Überfluss vorhanden, andererseits ist zu deren Sicherung wegen der zunehmenden Mechanisierung und Automatisation kaum mehr Bewegung nötig.

Der Mensch hat sich aber in dieser kurzen Zeit genetisch nicht an diese neuen Verhältnisse anpassen können. Folgen davon sind: Beim **Fehlen** von regelmäßiger Bewegung verliert der Mensch die körperliche Funktionsfähigkeit (z.B. hat er Mühe, in einen Bus einzusteigen). Der Mensch ist immer noch darauf programmiert, möglichst viel Energie (= Nahrung) zu sichern und möglichst wenig Energie zu brauchen (= bewegen). Deshalb sind viele Menschen übergewichtig. Wer sich heute bei uns und in anderen (westlichen) Industrienationen bewegt, macht dies in der Regel nicht aus Zwang zur Nahrungssuche. Er macht es sozusagen **freiwillig**, also aus anderen Gründen, wie z.B. Freude an der Bewegung, um mit Kollegen zusammen zu sein, aus Gesundheitsgründen, als Herausforderung etc.

Arbeitsanregungen:

⟳ **Wir sind keine Jäger und Sammler mehr. Ist das wirklich so?**

⟳ **Warum sind Menschen in den Industrienationen heute vermehrt übergewichtig? Recherchiere im Text und darüber hinaus.**

⟳ **Der Text versucht das Verhalten des Menschen biologisch zu begründen. Reicht das als Begründung?**

© Verlag an der Ruhr ◌ Postfach 102251 ◌ 45422 Mülheim an der Ruhr ◌ www.verlagruhr.de ◌ ISBN 3-86072-934-9

Sportlich, sportlich???

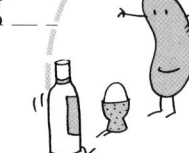

■ *L'important est de participer!*

(Dabei sein ist alles!)
*(Pierre Baron de Coubertin 1863–1937,
Initiator der Olympischen Spiele der Neuzeit)*

Sportart oder nicht Sportart?

☐ Schach

☐ Wirbelsäulengymnastik

☐ Tai Chi Chuan

☐ Water Crumbling

☐ Inlineskaten

☐ Joggen

☐ Military

☐ Nordic Walking

☐ Extrem Shrugging

☐ Surfen

☐ Agility

☐ Fußball

☐ Indoor Paintball

☐ Ski fahren

☐ Eiskunstlaufen

☐ Snowboarden

☐ Tanzen

☐ Break-Dance

☐ Holländischer Schnelllauf

☐ Spinning

☐ Facility

☐ Karate-Do

☐ Kite-Surfen

☐ Yoga

☐ Climbing

☐ Aerobic

☐ Basketball

☐ Ropeskipping

☐ Mountain-Biking

☐ Paragliding

☐ Tauchen

☐ Taekwondo

☐ Skaten

⊘ **Oben findest du eine ganze Menge von sportlichen Tätigkeiten. Informiere dich (z.B. im Internet oder in deiner Gruppe): Gibt es diese Tätigkeiten wirklich? Wenn ja, ist das für dich Sport? Warum?**

⊘ **„Sport ist mehr als nur Bewegung, oder?" Hast du dir schon einmal Gedanken gemacht, was „Sport" eigentlich ist? Setzt euch in Gruppen zusammen und überlegt euch eine Definition für den Begriff. Stellt die Definition in der Gruppe vor und versucht eine gemeinsame zu finden.**

⊘ **Was für Sportarten kennt ihr noch? Gibt es verschiedene Kategorien, die sich finden lassen (z.B. Ballsport ...)? Erstellt eine Liste!**

⊘ **Macht Interviews in eurer Gruppe! Was für Sportarten betreibt ihr? Warum werden sie gemacht?**

⊘ **Überlegt, in welche Kategorien eure Sportarten hineinpassen und bildet Gruppen danach. Erstellt in diesen Gruppen Poster oder Plakate mit euren Sportarten (z.B. mit Fotos von euch). Was verbirgt sich hinter der Sportart? An wen muss man** sich wenden, wenn man die Sportart auch gerne machen möchte? Wie trainiert man das? Was macht besonders viel Spaß daran? Welche Vereine in der Nähe bieten das an? Etc. ... Macht eine Ausstellung damit, die ihr anderen Personen zeigt, um so Interesse fürs „Sporttreiben" zu wecken.

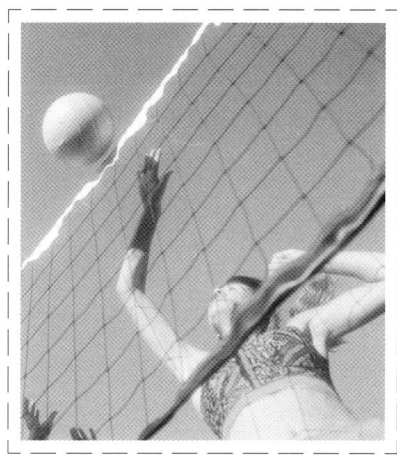

© Verlag an der Ruhr ⟳ Postfach 102251 ⟳ 45422 Mülheim an der Ruhr ⟳ www.verlagruhr.de ⟳ ISBN 3-86072-934-9

„Spiel mit!"

In den vorangehenden Kapiteln hast du viel erfahren über Gesundheit, Bewegung und Ernährung. Du hast Übungen ausgeführt und neu erworbene Kenntnisse angewendet. Dieses Kapitel bietet dir nun Gelegenheit, das Gelernte zu überprüfen und zu erfahren.

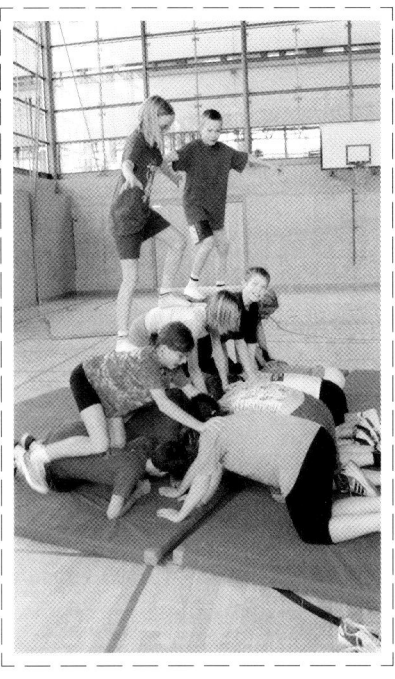

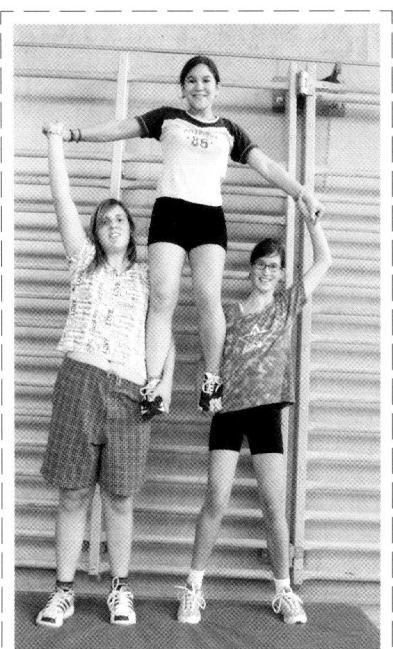

Im Gleichgewicht

⇨ Darum geht's

Bilde mit mehreren Jugendlichen eine Skulptur, die „Im-Gleichgewicht-Sein" oder „Waage-Sein" darstellt.

⇨ Anleitung

Ort: im Freien oder in einer Halle.

1. Zum Einstimmen „Fangen" spielen. Bestimmt einen Fänger (pro sechs Spieler ein Fänger). Wer gefangen wird, stellt sofort eine Skulptur dar. Wenn eine nicht gefangene Person vor einer gefangenen die gleiche Skulptur macht, ist der Gefangene wieder frei.
2. Bildet Dreiergruppen und stellt „Im-Gleichgewicht-Sein" als Skulptur dar. Zeigt den andern Gruppen eure Skulpturen.
3. Löst die gleiche Aufgabe zu sechst. Zeigt einander wieder die Resultate.
4. Löst dann die gleiche Aufgabe mit der Hälfte der Klasse und am Schluss alle zusammen.

Tipp: Fotografiert einzelne Skulpturen.

Würfel-Lotto

⇨ Darum geht's

Durch das Erfüllen von Bewegungsaufgaben könnt ihr Felder auf einer „Lottokarte" abdecken.

⇨ Anleitung

Ort: im Freien oder in einer Halle.

Einzelwettkampf

1. Gestaltet mehrere Lottokarten, schreibt Zahlen von 1–6 darauf (evtl. von 2–12 bei zwei Würfeln).
2. Schreibt auf einem Blatt für jede Zahl eine Sportübung auf.
3. Jede Person erhält eine Lottokarte und einen Würfel. Nach dem Würfeln führt die Person die entsprechende Aufgabe aus. Hat sie diese erfolgreich absolviert, streicht sie die Zahl auf der Lottokarte durch. Dann würfelt sie wieder. Gewonnen hat, wer zuerst alle Zahlen auf der Karte durchgestrichen hat.

Tipp: Entwerft eigene Varianten zu diesem Spiel (z.B. als Gruppenspiel, mit Einbezug von Ernährung).

© Verlag an der Ruhr ✆ Postfach 102251 ✆ 45422 Mülheim an der Ruhr ✆ ISBN 3-86072-934-9 ✆ www.verlagruhr.de

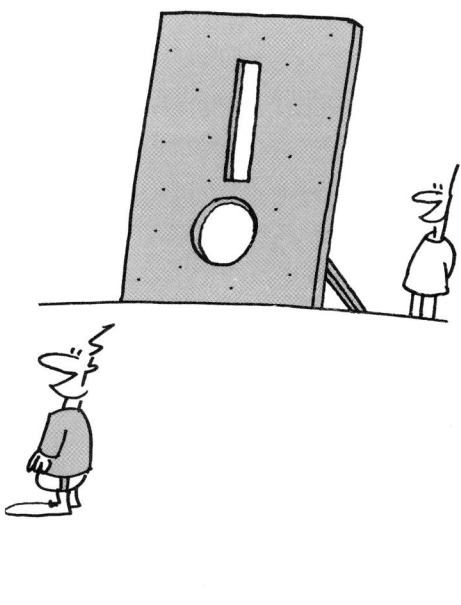

Körper-Schrift

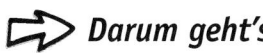 **Darum geht's**

Ihr bildet mit mehreren Jugendlichen auf dem Boden liegend Wörter.

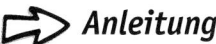 **Anleitung**

Ort: im Freien oder in einer Halle. Falls ihr die Resultate fotografieren möchtet, muss die Aufnahme von oben gemacht werden können. Schön ist es, wenn ihr möglichst viele Personen (20 und mehr) seid.

1. Bestimmt ein Wort, das mit Bewegung, Sport oder Ernährung zu tun hat (z.B. TENNIS oder DURST).
2. Stellt dieses Wort in Großbuchstaben dar, indem ihr euch auf den Boden legt und jeder von euch einen Buchstaben oder einen Teil davon darstellt.

Tipp: Ihr könnt die Wörter auch im Stehen darstellen, dies ist aber schwieriger.

Parcours für sportliche Köpfchen

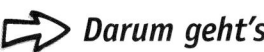 **Darum geht's**

Wissensfragen zu Bewegung und Ernährung beantworten und mit Laufrunden zusätzliche Punkte sammeln.

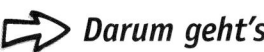 **Anleitung**

Ort: im Freien oder in einer Halle, abgestecktes Feld. Vier Gruppen

1. Stellt Fragen und Antworten zum Wissensparcours zusammen. Vorschläge findet ihr auch unter *www.energie-management.ch*
2. Kasten oder eine große Kiste in der Mitte des Feldes platzieren. Darauf alle Wissensfragen auslegen.
3. Jede der vier Gruppen nimmt ein Antwortblatt und geht in eine Ecke des Feldes.

4. Nun rennen alle individuell zwei festgelegte Runden.
5. Wer zwei Runden zurückgelegt hat, geht in die Mitte zum Kasten, liest eine Frage (z.B. Nr. 1: „Welcher Nährstoff ist mengenmäßig am wichtigsten für den Aufbau von Körperzellen?") und legt den Zettel wieder hin. Sprecht euch ab, wer welche Fragen-Nummer „holt".
6. Die Person rennt nochmals eine Runde, geht dann zum Gruppenplatz und schreibt die richtige Antwort auf. Wer die Antwort nicht weiß, kann sie auch mit den Gruppenmitgliedern besprechen.
7. Pro Laufrunde gibt es einen Punkt, pro richtige Antwort zwei Punkte. Die Gruppe mit den meisten Punkten gewinnt.

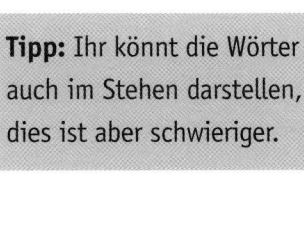

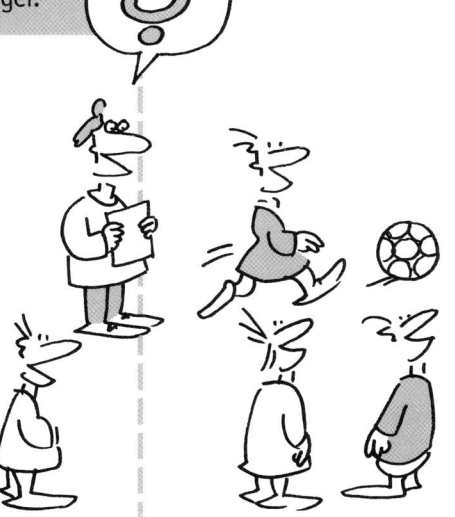

© Verlag an der Ruhr ❁ Postfach 102251 ❁ 45422 Mülheim an der Ruhr ❁ www.verlagruhr.de ❁ ISBN 3-86072-934-9

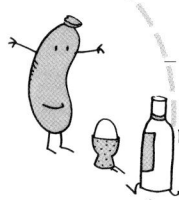

„Spiel mit!"

Memory®-Stafette

⇨ Darum geht's

Spielt Memory® mit kurzer Lauf-strecke oder anderem Bewe-gungsteil vor jedem Spielzug.

⇨ Anleitung

Ort: im Freien oder in einer Hal-le. 3er-Gruppen (pro Gruppe ein Memory®)

1. Nehmt das Memory® von *www.energie-management.ch* oder stellt selbst ein Memo-ry® her, das mit den Themen Bewegung, Sport oder Ernäh-rung zu tun hat.
2. Das Memory® wird in einiger Entfernung (z.B. 20 Meter) hingelegt.
3. Pro Gruppe läuft eine Person los, kehrt zwei Teile um. Falls sie nicht zusammenpassen, dreht sie diese wieder am gleichen Ort um und läuft zu-rück. Sie kann der nächsten Person sagen, welche Teile sie umgedreht hat und wo sie liegen. Wer zwei Teile um-dreht, die zusammenpassen, nimmt sie an den Startpunkt zurück.

Würfelspiel

⇨ Darum geht's

Spielt ein Würfelspiel mit Auf-gaben zu Ernährung und Bewe-gung.

⇨ Anleitung

Ort: im Freien oder in einer Halle. Einzelwettkampf.

1. Gestaltet einen Spielplan mit 100 Feldern oder vergrößert die Vorlage von *www.energie-management.ch* auf Din-A3 (142%).
2. Auf jedem Feld gibt es eine Aufgabe zu lösen, und zwar aus den Bereichen Ernährung oder Bewegung (Aufgaben-katalog *www.energie-management.ch* oder eigene Aufgaben). Baut eigene Fel-der ein, wie z.B. eine be-stimmte Anzahl Felder vorwärts gehen können, nochmals würfeln.
3. Führt das Würfelspiel aus.

Puzzle

⇨ Darum geht's

Führt Bewegungs-Aufgaben aus und „verdient" euch dadurch Puzzleteile.

⇨ Anleitung

Ort: im Freien oder in einer Hal-le. Zwei Gruppen (zwei Puzzles)

1. Macht aus einem Sport- oder Ernährungsbild ein Puzzle (50–100 Teile).
2. Jede Gruppe legt ihre Puzzle-teile an einen festgelegten Ort.
3. Dann führen alle Gruppen-mitglieder eine Sportaufgabe aus (z.B. erfolgreicher Basketballwurf, ein Übungs-teil am Reck, ein Lauf über 100 m usw.). Wer die Aufgabe gelöst hat, holt ein Puzzle-teil, bringt es zum Zielort sei-ner Gruppe und legt es hin. Dann folgt die nächste Sport-aufgabe. Die Gruppe, die zuerst das Puzzle zusammen-gesetzt hat, gewinnt.

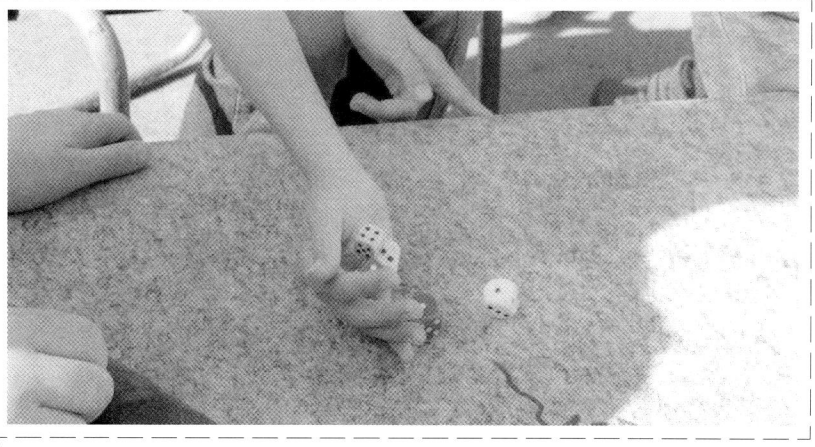

© Verlag an der Ruhr ✆ Postfach 102251 ✆ 45422 Mülheim an der Ruhr ✆ www.verlagruhr.de ✆ ISBN 3-86072-934-9

Gemeinsames Essen verbindet

Gemeinsames Essen ist sehr wichtig für uns und drückt unsere Zusammengehörigkeit zueinander aus. Dennoch finden wir immer weniger Zeit dazu, da wir alle unterschiedliche Tagesabläufe haben. Umso schöner ist es, wenn man sich wenigstens ab und zu Zeit nimmt, um gemeinsam zu essen. Das muss nicht unbedingt mit der Familie sein – auch mit Freunden in der Freizeit kann das Spaß machen!

Kochen in anderen Ländern

In anderen Ländern gibt es oftmals auch andere Essgewohnheiten. Das fängt beim „Frühstück" an und reicht übers „Kaffeetrinken" bis zum „Abendbrot". Überlegt euch für eine dieser Mahlzeiten ein gemeinsames Essen. Ziel ist es, ein gemeinsames Essen zu organisieren, bei dem ihr ein Land mit ausgewählten Speisen vorstellt.

✪ **Denkt zunächst einmal einzeln über eure Gewohnheiten bei dieser Mahlzeit nach!**

✪ **Setzt euch dann in Gruppen zusammen. Wählt euch ein Land aus (Herkunftsland, Nachbarsland, Urlaubsland, Land der Brieffreundin ...). Was für Essgewohnheiten gibt es in dem Land zu der ausgewählten Mahlzeit? Wie sinnvoll sind diese nach der Ernährungspyramide? Sucht interessante und sinnvolle Rezepte für ein gemeinsames Essen aus. Achtet dabei darauf, dass diese leicht zubereitet werden können und man ihre Zutaten ohne großen Aufwand und günstig einkaufen kann.**

✪ **Plant und organisiert das gemeinsame Essen. Schreibt Einladungen und dekoriert die Tische landestypisch. Stellt jedes Land in einem kurzen Vortrag vor (z.B. mit typischen Erzeugnissen, Was heißt „Guten Appetit!" in der Landessprache?, Musik ...).**

⇨ Weitere Ideen für den Alltag

✪ Warum nicht ...

> ... mal eine „gesunde Grillparty" mit Freunden organisieren?

> ... mal gemeinsamen frühstücken?

> ... „gesunde Snacks" am Schulkiosk oder in der Caféteria anbieten?

> ... einen gesunden Snack für einen Kiosk in der Umgebung entwickeln und anbieten?

> ... einen Wettbewerb für das gesündeste Pausenbrot veranstalten?

© Verlag an der Ruhr ✂ Postfach 102251 ✂ 45422 Mülheim an der Ruhr ✂ www.verlagruhr.de ✂ ISBN 3-86072-934-9

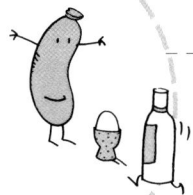

Bewusst essen

Bei allem, was du bis hierhin über Ernährung erfahren hast, darfst du nicht vergessen: Essen bedeutet auch Genießen! Damit der Genuss nicht zu kurz kommt, könnt ihr zum Abschluss noch einmal testen, wie gut euer Geschmacksempfinden ist:

⏱ **Bringt Nahrungsmittel mit. Setzt euch zu zweit zusammen. Einer bekommt die Augen verbunden und muss durch Schmecken raten, um welches Nahrungsmittel es sich handelt. Er soll den Geschmack möglichst detailliert beschreiben.**

⏱ **Zerkaut ein Stück Brot so lange im Mund, bis es fast flüssig wird. Wie verändert sich der Geschmack und warum?** (Lösungen S. 97)

Ein gutes Empfinden für die Signale deines Körpers in bezug auf Ernährung kann dir bei einer gesunden Ernährung helfen:

⏱ **Spüre, wenn du hungrig bist und wenn du satt bist. Iss dazu langsam und versuche jeden Bissen zu spüren.**

⏱ **Nimm dir Zeit! Genieße das Essen, achte auf den Geschmack der Speisen. Gewöhne dich an einen regelmäßigen Essrhythmus und lass dir Zeit für die einzelnen Mahlzeiten!**

Manchmal ernähren und bewegen wir uns umso schlechter, je mehr wir darüber wissen. Denn aus Angst etwas falsch zu machen und den Anforderungen nicht genügen zu können, geben wir gleich auf oder versuchen krampfhaft den Empfehlungen zu folgen. Essen und Bewegung aber sollen Spaß machen! Einen Versuch ist es allemal wert!

Zum Schluss

In der vergangenen Zeit hast du eine Menge über dich und das Thema „Ernährung und Bewegung" erfahren. Was meinst du abschließend:

1. Wie hat dir die Beschäftigung mit dem Thema gefallen? Kreise ein.

   eher schlecht

   eher gut

2. Was hat dir gut daran gefallen? Was nicht so gut?

3. Was hat dir gefehlt? Was sollte man anders machen?

4. Was hast du durch die Beschäftigung mit dem Thema bereits geändert? Was sind deine weiteren Ziele?

Für die Zukunft

⏱ **Plant ein Langzeitexperiment: In einem halben Jahr setzt ihr euch wieder zusammen.**

⏱ **Wie sehen nun eure Ernährungs- und Bewegungsgewohnheiten aus? Teilt euch gegenseitig eure Erfahrungen mit.**

© Verlag an der Ruhr ⏱ Postfach 102251 ⏱ 45422 Mülheim an der Ruhr ⏱ www.verlagruhr.de ⏱ ISBN 3-86072-934-9

Anhang
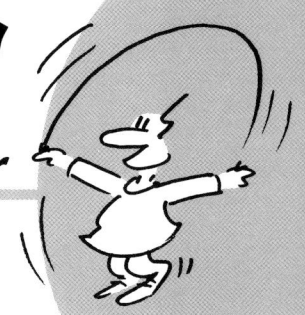

Basics, Glossar, Lösung und Literatur

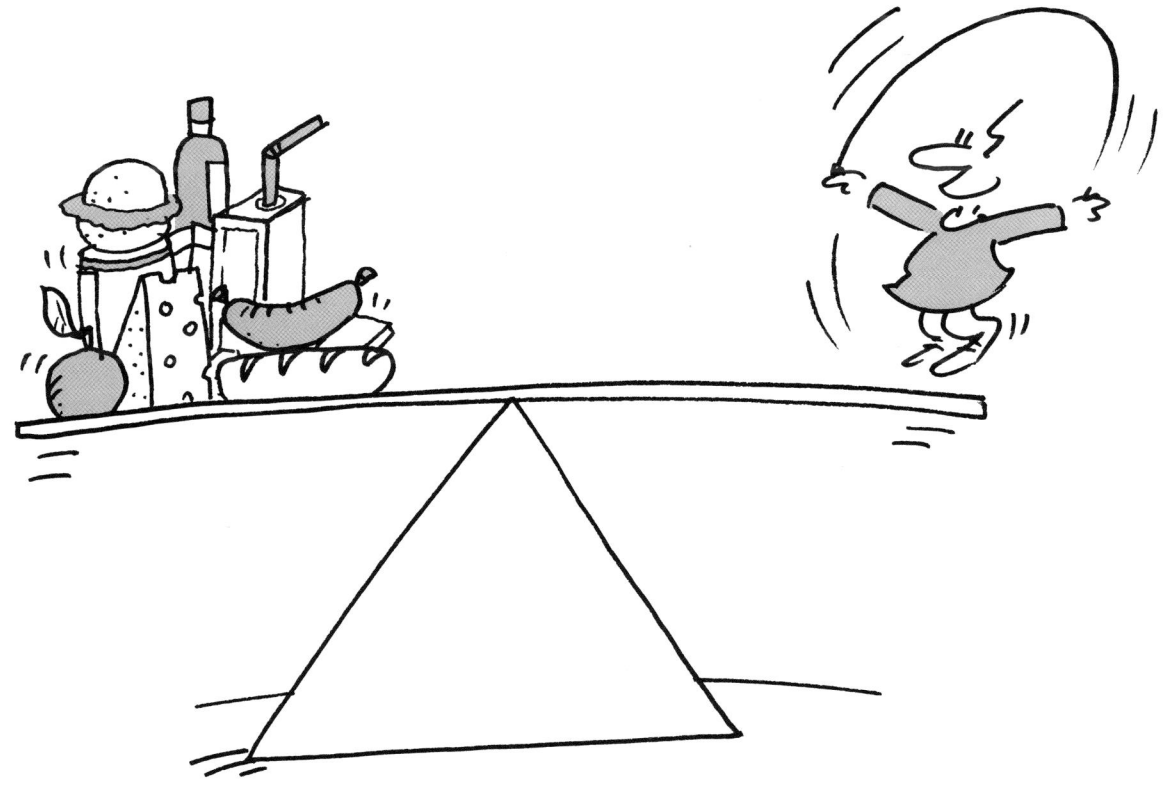

Basics

In den einzelnen Kapiteln werden Bereiche des Themas „Gesundheit – Bewegung – Ernährung" aus einem bestimmten Blickwinkel dargestellt, jedes Kapitel behandelt einen bestimmten Aspekt des Themas. In diesem Kapitel sind nun Grundkenntnisse und Definitionen zusammengefasst, die zum besseren Verständnis der einzelnen Themen beitragen sollen. Erforsche dieses Kapitel deinen Bedürfnissen entsprechend!

A Eine kleine Portion Ernährungslehre

Was ist was? Einige Begriffe ...

Inhaltsstoffe
Alle Stoffe, die von Natur aus in Nahrungsmitteln vorkommen.

Nährstoffe
Alle Inhaltsstoffe, die durch die Verdauung für den Körper verwertbar gemacht werden, die also in den Stoffwechsel gelangen. Nährstoffe werden dem Körper mit der Nahrung zugeführt.

Energie liefernde Nährstoffe
➤ Eiweiß/Protein 1 g liefert 17 kJ/4 kcal
➤ Fette/Lipide 1 g liefert 39 kJ/9 kcal
➤ Kohlenhydrate (Stärke, Zucker) 1 g liefert 17 kJ/4 kcal

Nährstoffe ohne Energie
➤ Mineralstoffe, z.B. Calcium, Magnesium (Vorkommen im Körper und Bedarf pro Tag höher als bei Spurenelementen, Angaben in Gramm oder Milligramm)
➤ Spurenelemente, z.B. Eisen, Fluor (Vorkommen im Körper und Bedarf pro Tag geringer als bei Mineralstoffen, Angaben in Milligramm oder Mikrogramm).

➤ Vitamine, z.B. Vitamin A, Vitamin C, Folsäure, Mineralstoffe, Spurenelemente und Vitamine erfüllen im Körper spezifische Aufgaben und können sich gegenseitig nicht ersetzen.

Wasser
Zählt eigentlich nicht zu den Nährstoffen, ist aber lebensnotwendig.

Bioaktive Substanzen
Sie beeinflussen zwar den Stoffwechsel (positiv oder negativ), der Körper verwertet die bioaktiven Substanzen aber nicht. Sie liefern keine Energie.

➤ Nahrungsfasern, z.B. Cellulose, Pektine. Wichtig für das Sättigungsgefühl und eine gut funktionierende Verdauung (= Ballaststoffe).
➤ Sekundäre Pflanzenstoffe, z.B. Farbstoffe, Bitterstoffe, Duft- und Aromastoffe der Pflanzen. Sie wirken eher wie Arzneimittel, z.B. Ajoen in Knoblauch schützt vor Verkalkung der Arterien, Cumarine in Zitrusfrüchten lösen Krämpfe.

© Verlag an der Ruhr ✆ Postfach 102251 ✆ 45422 Mülheim an der Ruhr ✆ www.verlagruhr.de ✆ ISBN 3-86072-934-9

Die Nahrungsmittelpyramide

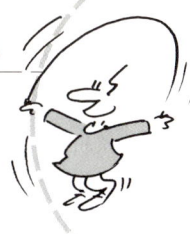

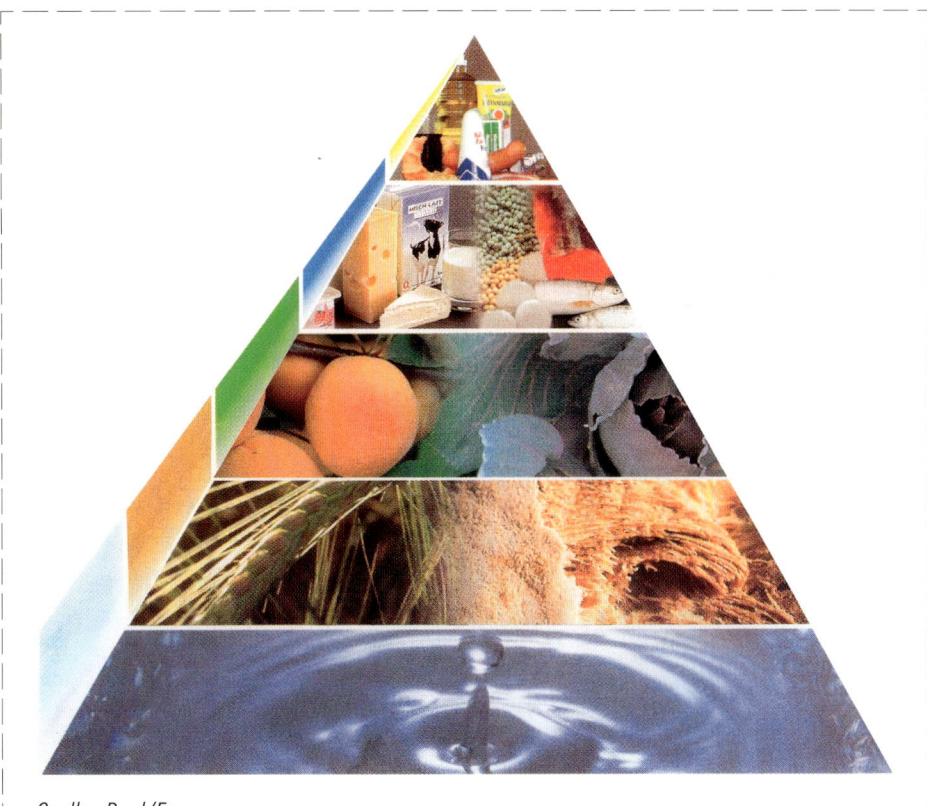

Quelle: Dual/Emmenegger

⇨ *Die Nahrungsmittelpyramide zeigt das Prinzip*

➤ Je kleiner die Nahrungsmittelmenge z.B. für 420 kJ/100 kcal ist, desto konzentrierter ist die Energie in diesem Nahrungsmittel. Die Nahrungsmittelpyramide macht das sichtbar.

➤ Wer die Portionen entsprechend der Pyramide wählt (aus der Spitze in kleinen Mengen, aus der Basis großzügig), nimmt eine angepasste Nahrungsmenge zu sich.

➤ Wer täglich alle Gruppen berücksichtigt, ernährt sich vielseitig. Ausgewogen essen beinhaltet zwei Aspekte:

– Die Ernährung soll vielseitig sein – kein einzelnes Nahrungsmittel enthält sämtliche Nährstoffe, die der Körper benötigt.

– Die Nahrungsmenge muss stimmen – zwar ist kein Nahrungsmittel verboten, doch sollten gewisse Nahrungsmittel nur in kleinen Mengen eingenommen werden.

Mehr zu der Nahrungsmittelpyramide findest du auf S. 90 in den Basics.

© Verlag an der Ruhr ۞ Postfach 102251 ۞ 45422 Mülheim an der Ruhr ۞ www.verlagruhr.de ۞ ISBN 3-86072-934-9

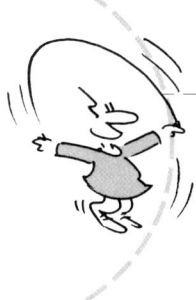

Näheres zur Nahrungsmittelpyramide

Nahrungsmittel teilt man auf Grund ihrer Herkunft
in folgende Gruppen ein:

	Wie viel aus dieser Gruppe pro Tag?	Wichtigste Inhaltsstoffe
	Süßes und Zucker ➤ sparsam – eine kleine Süßigkeit	Kohlenhydrate (Zucker)
	Öle und Fette ➤ sparsam – 30 g sichtbares Fett (nicht mehr als eine fettreiche Speise pro Tag)	Fette/Lipide, fettlösliche Vitamine
	Fisch, Fleisch, Eier und Hülsenfrüchte ➤ genug – pro Woche 2–4-mal Fleisch, 1–2-mal Fisch, 1–3 Eier, 1–2-mal Hülsenfrüchte	Eiweiß/Protein, Eisen, Vitamin B12
	Milch und Milchprodukte ➤ genug – drei Portionen	Eiweiß/Protein, Mineralstoffe (Calcium)
	Getreideprodukte und Kartoffeln ➤ nach Appetit – mind. drei Portionen, Vollkorn wählen!	Kohlenhydrate (Stärke), Nahrungsfasern
	Früchte und Gemüse ➤ großzügig – mind. fünf Portionen	Vitamine, Mineralstoffe, Nahrungsfasern
	Wasser und andere Getränke ➤ bei jeder Gelegenheit – mind. 1,5 Liter	Wasser

Der Energiegehalt der Nahrungsmittel nimmt von der Basis (Wasser, Getränke) zur Spitze (Öle und Fette, Zucker und Süßes) hin zu. Darum werden die Portionen nach oben kleiner.

Bei der Wahl einzelner Nahrungsmittel aus einer Gruppe solltest du folgendes beachten:

➤ den **Gehalt an Fett & die Fettqualität** („gute" Fette enthalten wenig gesättigte, dafür viele ungesättigte Fettsäuren = Bausteine der Fette). Darum solltest du pflanzliche Öle den tierischen Fetten vorziehen!

➤ den **Gehalt an Kohlenhydraten & die Qualität der Kohlenhydrate.** „Süße Kohlenhydrate" sollten nicht mehr als 10 % der Energiezufuhr ausmachen. Denn sie lassen den Zuckerspiegel im Blut schnell ansteigen und auch schnell wieder fallen. Wir bekommen dann schnell wieder Heißhunger auf Süßes. Darum solltest du komplexe Kohlenhydrate, d.h. Stärke (wie z.B. in Brot, Nudeln oder Kartoffeln) bevorzugen!

➤ den **Gehalt an Kochsalz, Cholesterin, Alkohol** usw. Hier ist ein tiefer Gehalt erwünscht!

➤ den **Gehalt an Nahrungsfasern, Mineralstoffen und Spurenelementen, Vitaminen, sekundären Pflanzenstoffen.** Diese Stoffe sind erwünscht, sie schützen und fördern die Gesundheit!

© Verlag an der Ruhr ✆ Postfach 102251 ✆ 45422 Mülheim an der Ruhr ✆ www.verlagruhr.de ✆ ISBN 3-86072-934-9

Energie & Bewegung

Die Maßeinheiten für Energie

Kilojoule (Abkürzung kJ)

Kilojoule ist eine international gültige Maßeinheit für Energie. Sie wird unter anderem als Maßeinheit für den Energiebedarf des Menschen verwendet, ist aber auch eine Maßeinheit in der Physik. Ein Joule ist die Energiemenge, die man benötigt, um 100 Gramm (g) mit einer Kraft von 1 Newton (N) 1 Meter (m) hochzuheben. 1 Kilojoule entspricht 1000 Joule.

Kilokalorie (Abkürzung kcal)

Kilokalorie (umgangssprachlich Kalorie) ist die Maßeinheit für Wärmeenergie. Im Alltag werden Joule und Kalorie gleich verwendet. Eine Kalorie ist die aufzuwendende Wärmeenergie, um 1 l Wasser um 1°C (von 14,5 auf 15,5°C) zu erwärmen. 1 Kilokalorie entspricht 1000 Kalorien.

Es gelten folgende Umrechnungswerte:

1 kJ = 0,24 kcal (für Überschlagsrechnungen: kJ : 4 = kcal)
1 kcal = 4,18 kJ (für Überschlagsrechnungen: kcal x 4 = kJ)

Angaben zum Energiegehalt von Lebensmitteln werden in der Regel in beiden Maßeinheiten gemacht. In diesem Buch wird kJ/kcal verwendet.

B Eine kleine Portion Bewegungslehre

Wie kommt es zu einer Bewegung?

Damit eine Bewegung erfolgen kann, sind verschiedene Prozesse (Abläufe) auf verschiedenen Ebenen notwendig:

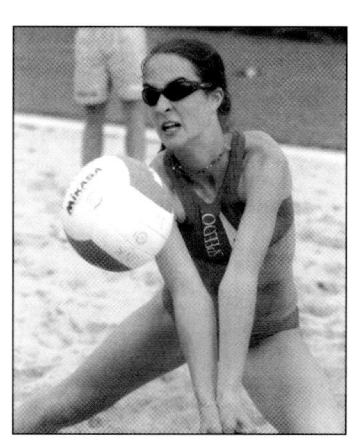

emotionale Prozesse	die Seele, das Gemüt, Gefühle betreffend
kognitive Prozesse	den Verstand, das Wissen betreffend
sensomotorische-koordinative Prozesse	Zusammenspiel nervaler (= das Nervensystem betreffend) und motorischer Prozesse, die über Sinnesempfindungen und deren Verarbeitung zu einer motorischen Antwort in Form von Kontraktionen (= Zusammenziehung) der Skelettmuskeln führen.
konditionelle Fähigkeiten	Den körperlichen Zustand betreffend, mit den Begriffen Kraft, Ausdauer, Beweglichkeit und manchmal auch Schnelligkeit umschrieben.

© Verlag an der Ruhr ⟳ Postfach 102251 ⟳ 45422 Mülheim an der Ruhr ⟳ www.verlagruhr.de ⟳ ISBN 3-86072-934-9

Was beeinflusst Erfolg im Sport?

Folgende Darstellung zeigt verschiedene Bereiche, die Einfluss auf die sportliche Leistungsfähigkeit haben.

Darstellung nach Paul Eigenmann

	ERFOLG					
	Beeinflussbare Faktoren, z.B.			Nicht beeinflussbare Faktoren, z.B.		
	Erholung	Training	Ernährung	Größe	Alter	Geschlecht
Beschreibung der Ebene	⇩	⇩	⇩	⇩	⇩	⇩
So ergeben sich Sporttechniken sowie Alltags- und Berufsbewegungen.	**Bewegungsfertigkeiten und Sportarten-Techniken**					
Die Bereitstellung der Energie wird gewährleistet. ┊ Informationen von außen und von innen werden an das Nervensystem übermittelt, verarbeitet und in Form von Bewegungen beantwortet.	**Energetisch-konditionelle Fähigkeiten**			**Sensomotorisch-koordinative Fähigkeiten**		
	EBENE DER WERKZEUGE					
Bewusste Bewegungen sind so möglich.	**Wissen | Taktik | Strategie** **EBENE DER ANWENDUNG**					
Fehlt der Wille zur Bewegung, läuft nichts.	**Psychologische Bereitschaft | Motivation** **EBENE DES ANTRIEBS**					
	Vererbung | Talent					

Vererbung und Talent erleichtern den Weg zum sportlichen Erfolg und können als Fundament für die sportliche Leistungsfähigkeit betrachtet werden. Auf ihnen bauen sich die weiteren erfolgsbestimmenden Ebenen auf. Wer eine hervorragende Kondition hat und entsprechende koordinative Fähigkeiten besitzt, weist beste Voraussetzungen aus für eine gute Sportartentechnik. Er hat also die entsprechenden **Werkzeuge** zum Erfolg. Es gibt jedoch Sportler, die diese Werkzeuge besitzen, aber trotzdem nicht die zu erwartenden Leistungen erbringen. Es gibt also noch andere Faktoren, die einen Einfluss auf die sportliche Leistungsfähigkeit haben.

Die Darstellung zeigt, dass zusätzlich zu der Ebene der Werkzeuge die Ebenen Anwendung und Antrieb entscheidende

© Verlag an der Ruhr ✆ Postfach 102251 ✆ 45422 Mülheim an der Ruhr ✆ www.verlagruhr.de ✆ ISBN 3-86072-934-9

Größen für Erfolg oder Misserfolg sind. Zu **Anwendung** gehören Taktik (z.B. welche Aufstellung wähle ich als Trainer in einem Basketballspiel), Wissen (z.B. welche Regeln gelten in einem Volleyballspiel), Materialwahl (z.B. welches Wachs wähle ich in einem Skirennen). Zu **Antrieb** gehören Motivation (z.B. wie reagiere ich, wenn meine Mannschaft in einem Fußballspiel in Rückstand gerät oder es beim Training/im Wettkampf regnet), Wille (z.B. wie kann ich in einem Stundenlauf meine Müdigkeit überwinden), soziales Umfeld (z.B. wie reagiere ich, wenn überraschenderweise viele Zuschauer da sind oder meine Freundin nicht da ist oder der Start in einem Fahrradrennen um eine Stunde verschoben wird). Die drei Ebenen Werkzeuge, Anwendung und Antrieb sind also entscheidend, um im Sport erfolgreich zu sein. Absolute Spitzenathleten weisen bei den Werkzeugen heutzutage kaum mehr Unterschiede auf, über Sieg oder Niederlage entscheiden Anwendung und Antrieb. Aber auch für den Gesundheits- und Breitensportler sind Anwendung und Antrieb, neben den Werkzeugen, wichtige Größen zum Erreichen der persönlichen Ziele. Wer mehr über dieses Thema wissen will, kann sich in Büchern informieren (Vorschläge im Literaturverzeichnis auf *www.energie-management.ch*). Eine andere Möglichkeit ist, einen Spitzensportler einzuladen, um von jemandem aus der Praxis zu hören, was alles notwendig ist, um erfolgreich zu sein.

Beispiel aus dem Volleyball

Was tue ich?	Ebene	Nähere Umschreibung der Ebene
Ich führe den Schmetterschlag aus.	Ebene der Werkzeuge	**Bewegungsfertigkeiten und Sportartentechniken**
Der Ball wird mir zugespielt, ich sehe ihn kommen. Diese Information verarbeite ich nun sehr schnell im Hirn und gebe über das Nervensystem die Information an die entsprechenden Muskeln, wie der Schmetterschlag ausgeführt werden soll.		**Sensomotorisch-koordinative Fähigkeiten**
Für den Schmetterschlag ist Schnellkraft die entscheidende konditionelle (energetische) Voraussetzung.		**Energetisch-konditionelle Fähigkeiten**
Mit Handzeichen gebe ich meinen Mitspielern zu erkennen, dass sie mir im nächsten Spielzug den Ball für einen Schmetterschlag zuspielen sollen.	Ebene der Anwendung	**Wissen	Taktik/Strategie**
Ich will einen Schmetterschlag ausführen.	Ebene des Antriebs	**Wille	Motivation**

© Verlag an der Ruhr ✆ Postfach 102251 ✆ 45422 Mülheim an der Ruhr ✆ www.verlagruhr.de ✆ ISBN 3-86072-934-9

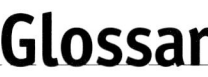

Glossar

Ausdauer	Fähigkeit, über lange Zeit eine möglichst hohe Leistung zu erbringen und sich nachher schnell zu erholen.
Aromastoffe	Geruchs- und Geschmackstoffe künstlicher oder natürlicher Art, die Nahrungsmitteln zugesetzt werden, um einen bestimmten Geruch oder Geschmack zu erzeugen.
Ballaststoffe	Pflanzenfasern, die unverdaulich sind und die Darmbewegung anregen.
Beweglichkeit	Fähigkeit, Bewegungen in möglichst großem Umfang ausführen zu können.
BMI Body Mass Index	Körpermassenindex. Formel zur Beurteilung des Körpergewichts.
Brennwert	Bezeichnung für den Energiegehalt eines Nahrungsmittels; wird in kJ oder kcal angegeben; vgl. auch „Maßeinheiten" in den Basics.
Durst	Wird dem Gehirn gemeldet, wenn der Körper zu viel Wasser verloren hat: geht Wasser verloren, so steigt die Salzkonzentration im Blut und intrazellulärer Flüssigkeit und das Blut wird dickflüssiger; diese physiologischen Veränderungen können dem Gehirn über Rezeptoren gemeldet werden.
Elektrolyt	Stoff, der eine elektrische Leitfähigkeit besitzt, z.B. in Wasser gelöste Mineralstoffe.
Energiebilanz	Verhältnis von Energiezufuhr („Input") und Energieverbrauch („Output").
Essstörung	Psychosomatische Erkrankung. Das Essverhalten ist gestört, z.B. Magersucht (Anorexia nervosa), Ess-Brech-Sucht (Bulimie) und schweres Übergewicht (Adipositas).
Farbstoffe	Meist künstlich hergestellte Substanzen, die Lebensmitteln zugesetzt werden, um sie attraktiver für den Käufer zu machen.
Fitness	Körperliche Gesamtverfassung, bestehend aus den drei Bereichen Ausdauer, Kraft und Beweglichkeit.
Functional Food	Lebensmittel, die durch bestimmte Zusatzstoffe oder das Entfernen bestimmter Substanzen gesundheitsfördernde Wirkung haben sollen.
Gesamtenergiebedarf	Auch Gesamtumsatz. Grundumsatz + Leistungsumsatz.
Geschmacksverstärker	Substanzen, die keinen eigenen Geschmack besitzen, aber den Geschmack von Lebensmitteln zu verstärken vermögen.
Grundumsatz	Benötigte Energiemenge zur Aufrechterhaltung von lebenswichtigen Körperfunktionen.

© Verlag an der Ruhr ✹ Postfach 102251 ✹ 45422 Mülheim an der Ruhr ✹ www.verlagruhr.de ✹ ISBN 3-86072-934-9

© Verlag an der Ruhr ◌ Postfach 102251 ◌ 45422 Mülheim an der Ruhr ◌ www.verlagruhr.de ◌ ISBN 3-86072-934-9

Intensität	Im **Kraftbereich** gilt vereinfacht: Je höher der Kraftaufwand bzw. je schneller die Bewegung, desto höher ist die Intensität. Im **Ausdauerbereich**: Die Herzfrequenz (Anzahl Herzschläge pro Minute) ist ein gutes Steuerelement für die Intensität, d.h. je höher die Herzfrequenz, desto höher die Intensität. Im **Gesundheitsbereich** muss nicht sehr intensiv trainiert werden.
Isotonische Getränke	Getränke mit ähnlicher Konzentration an gelösten Stoffen (Kohlenhydrate, Mineralstoffe) wie die Körperflüssigkeit.
Koordination	Zusammenwirken des Nervensystems mit der Skelettmuskulatur. Ein anderes Wort für Koordination ist Sensomotorik.
Koordinative Fähigkeit	Oft mit dem Begriff Geschicklichkeit umschrieben. Befähigung, Bewegungen aller Art sicher und ökonomisch zu beherrschen und relativ schnell zu erlernen. Es gibt fünf koordinative Fähigkeiten (Reaktion, Rhythmus, Differenzierung, Orientierung und Gleichgewicht).
Muskel-Kontraktionen	Zusammenziehung von Muskeln.
Kraft	Fähigkeit, durch Muskelkontraktion(en) einen möglichst hohen Widerstand zu bewegen, zu halten oder ihm entgegenzuwirken.
Leistungsumsatz	Benötigte Energiemenge für körperliche Leistungen.
Lipide	Fette (Nährstoff).
Maximalkraft	Größte Kraft, die ein Muskel aufbringen kann.
Schnelligkeit	Fähigkeit, möglichst hohe Reaktions- und Bewegungsgeschwindigkeiten zu erzielen, z.B. bei einem Sprint ab 30 m bis rund 200 m.
Schnellkraft	Fähigkeit, Widerständen (z.B. das eigene Körpergewicht oder ein Sportgerät) in kurzmöglichster Zeit eine möglichst hohe Geschwindigkeit zu verleihen (= Beschleunigungsvermögen), z.B. 30-m-Sprint.
Sensomotorik	Siehe **Koordination**.
Supplemente	Präparate, die zusätzlich zur Nahrung eingenommen werden, z.B. Nährstoffkonzentrate (Eiweiß, Vitamine und Mineralstoffe etc.). Die leistungsfördernde Wirkung von Supplementen im Sport ist beschränkt.
vollwertig	Hoher Gehalt an wertvollen Stoffen wie Mineralstoffen, Vitaminen, Nahrungsfasern, z.B. Vollkornprodukte.

Lösungen

Seite 14:

Gefahren für die Gesundheit
Grundlegende Bedingungen für ein gesundes Leben

Analphabetismus
B I L D U N G

Enger, knapper Lebensraum
B E W E G U N G

Obdachlosigkeit, Elend
Z U H A U S E

Zerstörte Umwelt
N A T U R

Hunger, Mangelernährung
N A H R U N G

Ungleichbehandlung
C H A N C E N G L E I C H H E I T

Kriege, Krisen, Unruhen
F R I E D E N

Unterdrückung, Ausbeutung
G E R E C H T I G K E I T

Rohstoff-Verschwendung
N A C H H A L T I G K E I T

Seite 18:

Gesunde Ernährung macht fit

Energie: b/d/f/h;
Baustoffe: a/e;
Schutz- und Reglerstoffe: c/g/i

Seite 29:

Wer betreibt welche Sportart?

Von links: Fußball, Hochsprung, Eishockey, Geräteturnen

Seite 34:

Viel oder wenig Energie?
Teil Ernährung

Diese Mengen liefern 420 kJ/100 kcal (und sind nicht identisch mit Portionen!)
(Angaben nach „Nährwerttabelle für Konsumentinnen und Konsumenten", SVE)

1) Erdbeeren 300 g
2) Kartoffeln 127 g
3) Banane 108 g
4) Forelle 98 g
5) Ei, frisch
   (100 g = 2 kleine Eier) 65 g
6) Kotelett, Schwein 56 g
7) Eis, Schokolade 51 g
8) Vollkornbrot, z.B.
   Grahambrot 48 g
9) Emmentaler, vollfett 26 g
10) Milchschokolade 18 g

Seite 34:

Viel oder wenig Energie?
Teil Bewegung

Größter Energieverbrauch = 1. Rang (in Klammer: Dauer in Minuten), bis eine Person von 50 kg bei der entsprechenden Tätigkeit 100 kcal verbraucht hat. Angaben nach Melvin Williams und weiteren Quellen

1) Laufen, 12 km/h (9 Min.)
2) Basketball spielen (Freizeit)
   (20 Min.)
3) Fahrradfahren, 15 km/h
   (20 Min.)
4) Gehen, 5,6 km/h (23 Min.)
5) Tischtennis spielen
   (26 Min.)
6) Tanzen, Disco/Modern
   Dance (28 Min.)
7) Staub saugen (30 Min.)
8) Billard („Pool") spielen
   (48 Min.)
9) Mathe-Prüfung schreiben
   (67 Min.)
10) Liegen (91 Min.)

S. 38:

Energiebilanz

Die Energiebilanz ist ausgeglichen, wenn die Zufuhr dem Verbrauch entspricht.

S. 55:

Wie viel Bewegung braucht der Mensch?

Weitergehende sportliche Aktivitäten: Dazu zählt alles, was über die oben erwähnten Empfehlungen hinausgeht. Das kann heißen: mehr Ausdauer-, Kraft- und Beweglichkeitstraining, mehr Alltagsaktivitäten, aber auch gezieltes sportartspezifisches Training (z.B. in Spielsportarten). Wer in diesem Bereich Sport treibt, sollte eine professionelle Trainings- und Wettkampfplanung machen, der Erholung und natürlich der sinnvollen Ernährung genug Zeit einräumen.

Ausdauertraining: Ein wirkungsvolles Ausdauertraining umfasst drei oder mehr Einheiten pro Woche à 20–60 Minuten mit einer

© Verlag an der Ruhr ✂ Postfach 102251 ✂ 45422 Mülheim an der Ruhr ✂ www.verlagruhr.de ✂ ISBN 3-86072-934-9

Intensität, die leichtes Schwitzen und eine erhöhte Atmung bewirkt, das Sprechen aber noch zulässt. Beispiele von Ausdauersportarten: Laufen, Walking, Wandern, Fahrradfahren, Biken, Inline-Skating, Skilanglauf, Schwimmen, Herz-Kreislauf-Training an Fitnessgeräten.

Beweglichkeit: Beweglichkeit lässt sich idealerweise mit dem Krafttraining kombinieren, und zwar mittels Gymnastik- und Strechingübungen.

Kraft: Sinnvoll ist ein Krafttraining mit Übungen speziell für die Rumpfmuskulatur, die Beine und die Schulter-Arm-Region wenn möglich 2-mal pro Woche und mit einer Belastung, bei der 8–10 Wiederholungen möglich sind.

Alltagsaktivitäten: Kurze Distanzen (z.B. zur Schule, zur Arbeit) zu Fuß, mit dem Fahrrad zurücklegen; körperliche Aktivitäten, die sich leicht in den Tagesablauf integrieren lassen wie zügiges Gehen, Wandern, Walking, Fahrradfahren, Schwimmen, Skateboardfahren.

Seite 67:
Notiere Situationen, in denen deine Körperkerntemperatur ...

höher liegt als 37°C: Infektionskrankheiten (Fieber); **körperliche Tätigkeit, bei hohen Temperaturen,** Gefahr von Wärmestau (Hitzschlag); **Überhitzung mit Wärmestau** (bei heißen Temperaturen auch ohne körperliche Aktivität möglich); **gewisse Medikamente** (z.B. Antibiotika, Atropin) **und Drogen** (z.B. Ecstasy); **Kältezittern:** Muskelzittern, das bei starker Kälteeinwirkung vom Wärmeregulationszentrum im Hypothalamus (Teil des Hirns) ausgelöst wird (führt zur Steigerung des Muskelstoffwechsels und damit zur Steigerung der Wärmebildung); **Thermogenese:** Wärmebildung nach Nahrungsaufnahme durch verstärkte Stoffwechselprozesse; Durstfieber (v.a. bei Kindern) bei flüssigkeitsarmer Ernährung oder bei Körperwasserverlusten.

tiefer liegt als 36°C: Unterkühlung: Diese erfolgt insbesondere, wenn man längere Zeit großer Kälte ausgesetzt ist, z.B. bei Wintersportarten (z.B. Skifahren, Snowboarden), bei Wassersportarten und kalter Wassertemperatur (z.B. Tauchen, Segeln, Schwimmen); in den Bergen bei Wetterumbruch, Regen und Schnee (z.B. bei Wanderungen, beim Bergsteigen), allgemein bei Unfällen in kalter Witterung; bei kaltem und windigem Wetter, bei einer langen Fahrradfahrt, bei Kälte in schlecht geheizter Wohnung und ohne Bewegung (eher eine Gefahr bei älteren Menschen).

Alkohol und Nikotin verschlimmern die Unterkühlung. **Unterfunktion der Schilddrüse:** Ständiges Frieren und kühle Haut können u.a. Folgen davon sein.

Seite 68:
Coole Drinks und Magenwärmer

Durch eiskalte Getränke wird unser Körper dazu angeregt, Wärme zu produzieren, um die Abkühlung auszugleichen. Deshalb können sie nicht gut zur Wärmeregulation beitragen. (Lau-)Warme Getränke hingegen bewirken, dass wir mehr schwitzen müssen. Durch die darauf folgende Verdunstung kann unsere Körpertemperatur sinken.

Seite 70:
Flüssigkeitsbilanz ausgleichen

Der größte Teil der benötigten Menge muss mit Getränken zugeführt werden, da bei großer körperlicher Aktivität bei heißer Witterung meistens wenig gegessen wird. Optimal wäre eine Flüssigkeitszufuhr von ca. 2 dl alle 10–15 Minuten.

Seite 86:
Bewusst essen

Wenn man lange auf einem Stück Brot kaut, wandelt sich die Stärke (Mehrfachkohlenhydrat) im Brot in Zucker (Einfachkohlenhydrat) um. Das kann man schmecken, weil das Brot süßer wird.

© Verlag an der Ruhr ☎ Postfach 102251 ☎ 45422 Mülheim an der Ruhr ☎ www.verlagruhr.de ☎ ISBN 3-86072-934-9

Literatur- und Linktipps

Literaturtipps

⇨ Basisinformationen

➤ *GEO Wissen Kt:*
Ernährung & Gesundheit.
Mairs Geographischer Verlag,
2001. ISBN 3-570-19323-3

➤ *Walter Veith:*
Ernährung neu entdecken.
Wissenschaftliche Verlags-
gesellschaft, 1996.
ISBN 3-8047-1468-4

➤ *Ulrich Klever:*
**Klevers Kompass Kalorien &
Fette 2005/2006.**
Gräfe & Unzer, 2004.
ISBN 3-7742-6698-0

➤ *Udo Pollmer,
Susanne Warmuth:*
**Lexikon der populären
Ernährungsirrtümer.**
Piper, 2004.
ISBN 3-492-24023-2

➤ *Markus Groll,
Hans Holdhaus u.a.:*
**Die 50 größten Fitness-
Lügen!**
Krenn, 2004.
ISBN 3-902351-41-1

⇨ Bewusste Ernährung

➤ *Barbara Wurzel:*
Jeder isst anders!
Heyne, 2002.
ISBN 3-453-19765-8

➤ *Devanando O. Weise:*
Harmonische Ernährung.
Frederiksen & Weise, 1993.
ISBN 3-9802471-0-4

➤ *Claus Leitzmann,
Andreas Hahn:*
Vegetarische Ernährung.
Trias, 1998.
ISBN 3-89373-426-0

➤ *DGE (Hrsg.):*
**Werbung und Ernährungs-
verhalten.**
DGE, 2000. (direkt zu beziehen über die Deutsche Gesellschaft für Ernährung e.V.,
Bonn)

⇨ Unterrichtshilfen

➤ *Sabine Choinski,
Gabriela Krümmel:*
**Gesunde Ernährung –
Fitte Kinder.**
Verlag an der Ruhr, 2004.
ISBN 3-86072-926-8

➤ *Olaf Jansen:*
**Kinder und Jugendliche
in Bewegung.**
Bildungsverlag Eins, 2004.
ISBN 3-427-05862-X

➤ *DGE, aid (Hrsg.):*
**Essen und Trinken
in Schulen.**

DGE, 2004. (direkt zu beziehen über die Deutsche Gesellschaft für Ernährung e.V.,
Bonn)

➤ *Koordinierungsstelle des BLK-
Programms „21" (Hrsg.):*
Ernährung und Gesundheit.
ökom-Verlag München, Heft
2/2001 der Zeitschrift „21 –
Das Magazin für zukunfts-
fähige Bildung" (direkt zu
beziehen über die Koordinierungsstelle des BLK-Pro-
gramms „21", Berlin oder
den ökom-Verlag, München)

➤ *Ines Heindl:*
**Studienbuch Ernährungs-
bildung.**
Klinkhardt, 2003.
ISBN 3-7815-1291-6

➤ *Dagmar Freifrau von Cramm:*
Essspedition Schule.
Auswertungs- und Informa-
tionsdienst f. Ernährung,
Landwirtschaft und Forsten,
2003.
ISBN 3-8308-0337-0

⇨ Kinderernährung

➤ *FKE (Hrsg.):*
**optimiX – Empfehlungen
für die Ernährung von Kindern und Jugendlichen.**
FKE, 2001. (direkt zu beziehen über das Forschungsinstitut für Kinderernährung,
Dortmund)

© Verlag an der Ruhr ✆ Postfach 102251 ✆ 45422 Mülheim an der Ruhr ✆ www.verlagruhr.de ✆ ISBN 3-86072-934-9

© Verlag an der Ruhr 🕭 Postfach 102251 🕭 45422 Mülheim an der Ruhr 🕭 www.verlagruhr.de 🕭 ISBN 3-86072-934-9

➤ *FKE (Hrsg.):*
Empfehlungen für die Ernährung von Teens und Twens: „Mahlzeit".
FKE, 1995. (direkt zu beziehen über das Forschungsinstitut für Kinderernährun, Dortmund)

➤ *Agrarmarkt Austria Marketing GesmbH (Hrsg.):*
„Die süßesten Früchte. Wissenswertes für den täglichen Obstgenuss."
Agrarmarkt Austria, 2000. (direkt zu beziehen über die Agrarmarkt Austria Marketing GesmbH, Wien)

➪ Basisinformationen

www.eufic.org/de/home/home.htm
Auf diesen Seiten bietet das Europäische Informationszentrum für Lebensmittel (EUFIC) Informationen zur Lebensmittelsicherheit und Hilfestellung bei einer gesunden und ausgeglichenen Ernährung.

www.ernaehrung.de
Diese Internetseite setzt sich kritisch mit dem Thema „Ernährung" auseinander. Hier findet man u.a. Ernährungstipps für die praktische Umsetzung einer gesunden Ernährung und einen Ernährungsassistenten, der online das eigene Essverhalten analysiert.

www.forum-ernaehrung.at
Wer einen leicht verständlichen Überblick zum Thema „Ernährung" sucht, wird auf dieser Internet-Plattform fündig.
Es gibt sowohl praktische Tipps für eine gesunde Ernährung als auch Informationen zu Essstörungen und eine sehr ergiebige Zusammenstellung aktueller News zu diesem Thema.

www.oege.at
Auf Basis der wissenschaftlichen Erkenntnis informieren die Seiten der Österreichischen Gesellschaft für Ernährung über vollwertiges Essen und Trinken. Durch den angegliederten Pressedienst erhält man auch aktuelle Informationen über ernährungswissenschaftliche Themen.

www.aid.de/ernaehrung/start.cfm
Die Seiten des Auswertungs- und Informationsdienstes für Ernährung, Landwirtschaft und Forsten (aid e.V.) geben u.a. spezielle Empfehlungen zur gesunden Ernährung bei Kindern und Jugendlichen. Auch Hinweise für die Behandlung im Unterricht finden sich hier.

www.fettrechner.de
Unter dieser Adresse finden Interessierte eine sehr umfangreiche Datenbank, die es ermöglicht, den Fett- und Kaloriengehalt einzelner Lebensmittel zu be-

stimmen. Da sehr viele Lebensmittel (auch von verschiedenen Herstellern) in der Datenbank eingetragen sind, kann man relativ konkret ausrechnen, wie viel Kalorien man mit seinem Essen aufnimmt.

www.fitrechner.de
Hier kann man auf Basis seiner individuellen Angaben berechnen, wie viel Kalorien man durch verschiedene Sportaktivitäten verbrauchen kann. So kann man sich seine individuelle Aktivitätenliste zusammenstellen.

www.richtigfit.de
Auf dieser Seitefindest du einen Ernährungscoach und Fitnesspläne. Die Rubriken Ernährung – Bewegung – Entspannung helfen dir, dich weiter zu informieren.

➪ Seiten für Kinder & Jugendliche

www.ernaehrungs-city.de
Wer in Form einer virtuellen Stadtbesichtigung in das Thema Ernährung eingeführt werden möchte, ist hier genau richtig. Neben Basisinformationen gibt es auch ein Kochstudio und ein Forum, in dem Fragen gestellt werden können.

www.coolfoodplanet.org
Diese Seiten führen speziell Kinder und Jugendliche spielerisch an die Themen Ernährung und gesundes Leben heran.

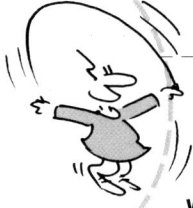

Literatur- und Linktipps

www.foodstudents.net

Hier wird Jugendlichen ein umfassender Einblick in Produktion und Herkunft verschiedener Lebensmittel gegeben. Ein Lernquiz und Expertenbefragungen geben den Jugendlichen Anregung zur aktiven Auseinandersetzung mit der Thematik. Daneben finden auch Lehrer spezielle Hintergrundinformationen.

www.aufgeschmeckt.de

Über die Kinder- und Jugendaktion „Aufgeschmeckt! des Projektes „Mahlzeit" von „Brot für die Welt" sollen speziell Kinder und Jugendliche zur Beschäftigung mit dem Thema motiviert werden. So gibt es neben sachlichen Informationen auch interessante Aktionsideen. Die Themen werden dabei eng mit Aspekten zu „ökologischen Produkten" oder zum „fairen Handel" verknüpft.

⇨ Essstörungen

www.bzga-essstoerungen.de

Eine Vielzahl von Informationen zum Thema Essstörungen bietet die Bundeszentrale für gesundheitliche Aufklärung. Zielsetzung ist die Aufklärung und längerfristige Vorbeugung dieser Erkrankungen.

> **www.verlagruhr.de**
> Da sich Internetadressen schnell verändern können, finden Sie auf unserer Homepage unter dem Titel „Ernährung, Bewegung, Gesundheit" eine stets aktualisierte Linkliste aller Internetadressen aus dieser Mappe.

⇨ Kampagnen und Projekte

www.ernaehrungundbewegung.de

Auf diesen Internetseiten präsentiert sich die „Plattform Ernährung und Bewegung", die verschiedene bestehende Initiativen zu diesem Thema vernetzen und neue Aktivitäten initiieren will. Gründungsmitglieder sind u.a. die Lebensmittelwirtschaft, die Bundesregierung und der Deutsche Sportbund.

www.kinder-leicht.net

„Kinder Leicht – Besser Essen. Mehr Bewegen." ist eine Kampagne des Bundesministeriums für Verbraucherschutz, Ernährung und Landwirtschaft und wird auf diesen Seiten dargestellt. Interessant sind dabei vor allem die konkreten Aktions- und Projektideen zur Prävention von Übergewicht bei Kindern und Jugendlichen.

www.dsb.de/index.php?id=346

Hier findet man die Internetpräsenz der Kampagne „Sport tut Deutschland gut" des Deutschen Sportbundes. Die Kampagne will u.a. auch Schüler zu mehr Bewegung aktivieren und besteht aus konkreten Praxisprojekten.

www.5amtag.de/index2.htm

Diese Seiten informieren über die internationale Gesundheitskampagne „5 am Tag" als Beitrag zum aktiven Gesundheitsschutz der Bevölkerung. Ziel der Kampagne ist es, dass jeder Mensch fünf Portionen Obst und Gemüse pro Tag isst. Neben leckeren Rezepten gibt es hier eine spezielle „Kids Corner" mit Aktionen für Kinder.

www.talkingfood.de

Speziell an Jugendliche wendet sich diese Kampagne der EU zum Thema „Lebensmittelsicherheit und gesunde Ernährung". Es werden Anregungen für eine gesunde Ernährung gegeben.

www.ernaehrung-und-verbraucherbildung.de

Dieses Internetportal ist Teil des Modellprojektes „Reform der Ernährungs- und Verbraucherbildung in allgemein bildendenden Schulen (REVIS)". Es bietet sowohl allgemeine Informationen als auch aktuelle Forschungsergebnisse und will zur Diskussion des Themas im Bildungsbereich anregen.

www.trinken-im-unterricht.de

Diese Internetseite informiert über das Projekt „Trinken im Unterricht" und regt dazu an, Schülern das Trinken im Unterricht zu ermöglichen.

www.energie-management.ch

Hier gibt es viele Hintergrundinfos und ergänzende Materialien zu diesem Arbeitsbuch.

© Verlag an der Ruhr ✆ Postfach 102251 ✆ 45422 Mülheim an der Ruhr ✆ www.verlagruhr.de ✆ ISBN 3-86072-934-9

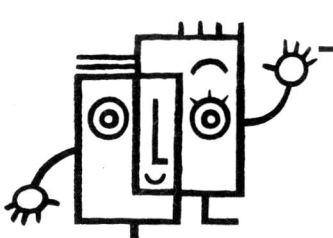

Verlag an der Ruhr

www.verlagruhr.de

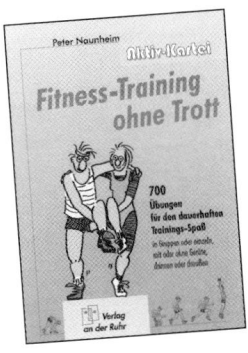

Fitness-Training ohne Trott

700 abwechslungsreiche Übungen

Peter Naunheim
Für alle Schulstufen, Für alle Altersstufen,
256 S., A4, Pb.
ISBN 3-86072-229-8
Best.-Nr. 2229
21,50 € **(D)**/22,10 € (A)/37,70 CHF

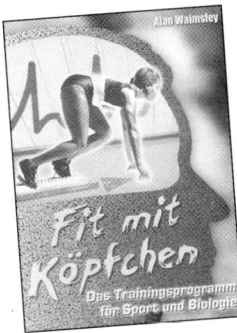

Fit mit Köpfchen

Das Trainingsprogramm für Sport und Biologie

Alan Walmsley
Kl. 10–13, 15–19 J., 84 S., A4, Papph.
ISBN 3-86072-734-6
Best.-Nr. 2734
18,60 € **(D)**/19,15 € (A)/32,60 CHF

New Games Fallschirmspiele

Dale N. Le Fevre, Todd Strong
Für alle Schulstufen, Für alle Altersstufen,
118 S., 15,5 x 22 cm, Pb.
ISBN 3-86072-125-9
Best.-Nr. 2125
12,80 € **(D)**/13,15 € (A)/22,40 CHF

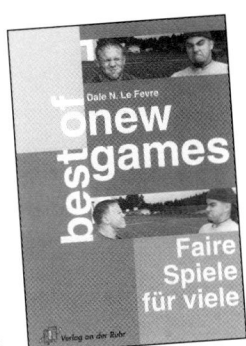

Best of New Games

Faire Spiele für viele

Dale N. Le Fevre
Für alle Schulstufen, Für alle Altersstufen,
242 S., 16 x 23 cm, Pb.
ISBN 3-86072-724-9
Best.-Nr. 2724
17,80 € **(D)**/18,30 € (A)/31,20 CHF

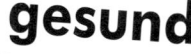

gesund · **aktiv** · **bewegt**

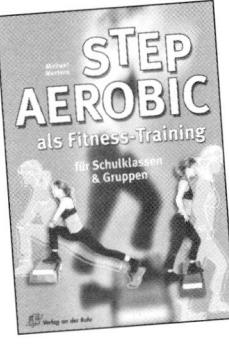

Step-Aerobic als Fitness-Training

für Schulklassen und Gruppen

Michael Mertens
Kl. 11–13, 16–25 J., 115 S., A4, Pb.
ISBN 3-86072-630-7
Best.-Nr. 2630
16,– € **(D)**/16,45 € (A)/28,– CHF

Kids´ Corner

Bewegungsspiele in Englisch

Birgit Gegier
Kl. 1–6, 6–12 J., 102 S., 16 x 23 cm, Pb.
ISBN 3-86072-896-2
Best.-Nr. 2896
11,50 € **(D)**/11,80 € (A)/20,20 CHF

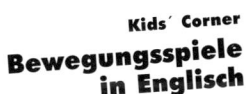
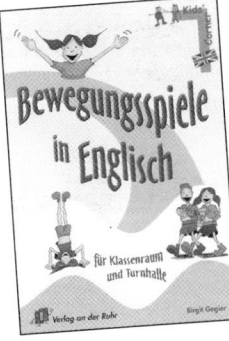

Das Fitness-Studio in der Turnhalle

Eilert Deddens, Ralf Duwenbeck
Kl. 9–13, 14–19 J., 85 S., A4, Pb.
ISBN 3-86072-732-X
Best.-Nr. 2732
19,50 € **(D)**/20,– € (A)/34,20 CHF

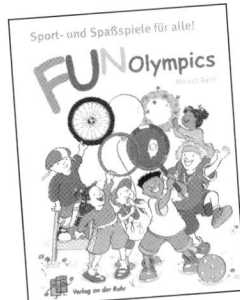
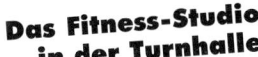
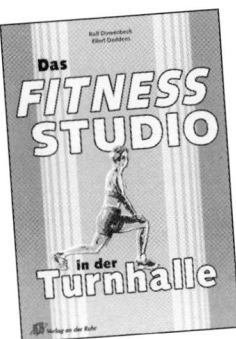

Fun-Olympics

Sport- und Spaßspiele für alle

Almuth Bartl, Dorothee Wolters
Für alle Altersstufen, 94 S.,
18,5 x 23,5 cm, Hardcover, vierfarbig
ISBN 3-86072-445-2
Best.-Nr. 2445
15,30 € **(D)**/15,70 € (A)/26,80 CHF

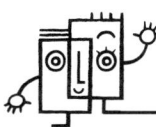

Verlag an der Ruhr

Bücher für die pädagogische Praxis

Postfach 10 22 51 • D–45422 Mülheim an der Ruhr
Tel.: 0208/49 50 40 • Fax: 0208/495 0495
E-Mail: **info@verlagruhr.de**

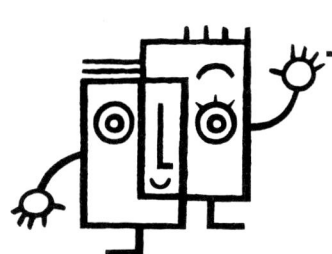
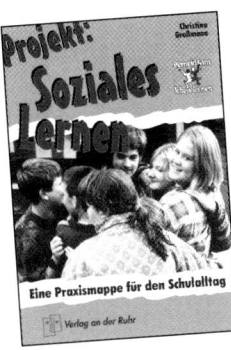
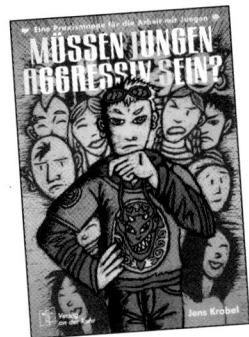
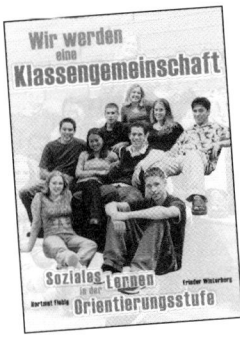
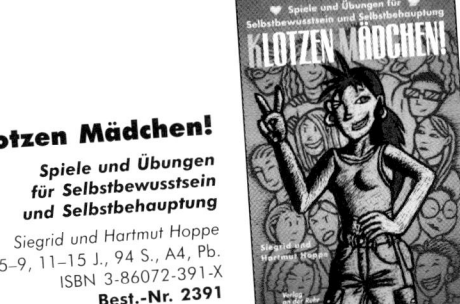
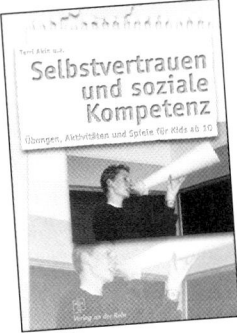
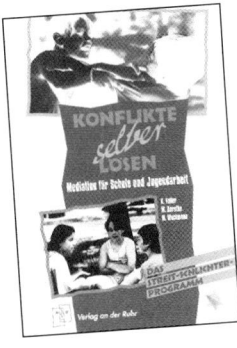
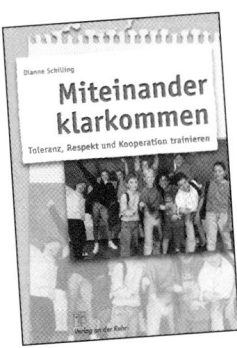
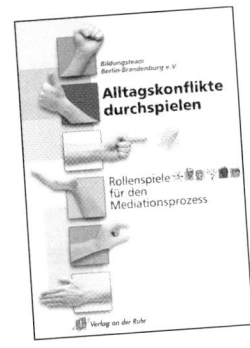
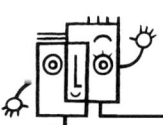